中西医结合大肠癌临床诊治精要

主　编　王　恳　朱载阳

副主编　龙　鑫　张　宁

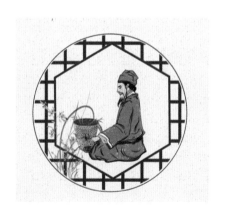

四川科学技术出版社

·成都·

图书在版编目(CIP) 数据

中西医结合大肠癌临床诊治精要 / 王恳, 朱载阳主编. -- 成都 : 四川科学技术出版社, 2022.12

　　ISBN 978-7-5727-0822-0

　　Ⅰ.①中… Ⅱ.①王… ②朱… Ⅲ.①大肠癌—中西医结合疗法 Ⅳ.①R735.359

　　中国版本图书馆CIP数据核字(2022)第251047号

ZHONGXIYI JIEHE DACHANG'AI LINCHUANG ZHENZHI JINGYAO

中西医结合大肠癌临床诊治精要

主　　编　王　恳　朱载阳

出 品 人　程佳月
责任编辑　刘　娟
助理编辑　翟博洋
封面设计　四川省经典记忆文化传播有限公司
责任出版　欧晓春
出版发行　四川科学技术出版社
　　　　　地址 成都市锦江区三色路238号　邮政编码 610023
　　　　　官方微博 http://weibo.com/sckjcbs
　　　　　官方微信公众号　sckjcbs
　　　　　传真 028-86361756
成品尺寸　170 mm × 240 mm
印　　张　10.25
字　　数　205千
印　　刷　成都市金雅迪彩色印刷有限公司
版　　次　2023年4月第 1 版
印　　次　2023年4月第 1 次印刷
定　　价　98.00元

ISBN 978-7-5727-0822-0

邮　　购：成都市锦江区三色路238号新华之星A座25层　邮政编码：610023
电　　话：028-86361770

编委会

前言 QIANYAN

　　大肠癌为大肠黏膜上皮及腺体发生的恶性肿瘤，主要指结肠癌和直肠癌，故又称"结直肠癌"，是全球常见的恶性肿瘤之一。近年来，世界范围内大肠癌的发病率和死亡率均呈逐年上升的严峻趋势，严重危害人类健康。

　　随着医疗技术的发展、医疗水平的进步以及居民健康意识的提高，大肠癌早期发现、诊断、治疗的比例有了明显升高，大肠癌根治术的治愈率显著提升，加之靶向药物、免疫药物不断更新、上市，患者的生存期、生存质量均有所改善。但预防大肠癌患者根治术后的复发与转移、减少围手术期并发症、降低不良反应等问题仍是挑战。

　　中医学历史悠久，几千年来中医以丰富的临床经验和完整的理论体系屹立在世界医学之林。中医、西医在恶性肿瘤的诊疗中各具优势，西医强调精准干预，中医强调辨证论治、标本兼治。现今，我国独创的中西医结合医学模式为恶性肿瘤患者提供了具有中国特色的诊疗方案。积极融合中西医诊疗优势，构建大肠癌中西医防控体系，有望进一步提高大肠癌的临床疗效。

　　《中西医结合大肠癌临床诊治精要》系统地介绍了中西医结合对大肠癌的筛查、诊断、治疗、预后及随访等的研究进展，并结合了编者多年临床经验和心得体会，期望读者有所收获。尽管编者在编写过程中付出了大量心血，但囿于水平，书中仍可能存在偏差或谬误之处，还请同道多加指正，以期在图书再版时进一步完善。

编　者

2022 年 10 月

目录 MULU

第一章 概　述

第一节　中医对大肠癌的认识

一、历史源流及病名沿革

中医对大肠癌的认识已有几千年的历史，从先秦至现代，两汉、隋、唐、宋、元、明、清等多个朝代均有对大肠癌的文献记载。大肠癌的中医病名较多，较为公认且流传度较广的有"肠蕈""肠溜""肠积""肠结""积聚""癥瘕""脏毒"等，部分病名目前仍存有争议，治法也各不相同。纵观中医古籍，现将大肠癌相关古籍内容整理如下。

（一）先秦至两汉时期

先秦至两汉时期已有对大肠的生理及解剖的认识。《难经·四十二难》中关于大肠的解剖提到："大肠重二斤十二两，长二丈一尺，广四寸，径一寸，当脐右回十六曲，盛谷一斗，水七升半。"《难经·三十五难》："大肠者，传泻行道之腑也。"《黄帝内经》对大肠生理功能及大肠癌均有提及。《黄帝内经·素问·灵兰秘典论》有言："大肠者，传道之官，变化出焉。"《黄帝内经·素问·六节藏象论》："脾、胃、大肠、小肠、三焦、膀胱者，仓廪之本……能化糟粕。"然而即使在古老的先秦时期，因对大肠癌的病因、病机认识不同，故而大肠癌的中医病名出现了五花八门的趋势。《黄帝内经·灵枢·刺节真邪》中记载："有所结，气归之，卫气留之，不得反，津液久留，合而为肠溜。久者数岁乃成。"这里所提到的"肠溜"，可以说与大肠癌基本相似。《黄帝内经·灵枢·水胀》中"寒气客于肠外，与卫气相搏，气不得荣，因有所系，癖而内著，恶气乃起，瘜肉乃生。其始生也，大如鸡卵，稍以益大，至其成，如怀子之状。久者离岁，按之则坚，推之则移，月事以时下，此其候也"，大多学者认为"肠覃"即为大肠癌。《黄帝内经·素问·平人气象论》："结而横，有积矣。""积"即"肠积"。另有《黄帝内经·灵枢·五变》"人之善病肠中积聚者，何以候之？少俞答曰：皮肤薄而不泽，肉不坚而淖泽。如此，则肠胃恶，恶则邪气留止，积聚乃伤，脾胃之间，寒温不次，邪气稍至，蓄积留止，大聚乃起"。

两汉时期关于大肠癌的相关文献资料较少。仅在《华佗神方》中有"药用麻沸，脏腑可割，既断既截，不难缝合"及"先生治斯类险症，常先令服麻沸散，既昏罔觉，因剖破腹背，抽割聚集……已而缝合，五六日而创合，月余而平复矣"的描述。在《华氏中藏经·卷上·积聚癥瘕杂虫论》中也有提及："积聚、癥瘕、杂虫者，皆五脏六腑真气失而邪气并，遂乃生焉，久之不除也。或积或聚，或癥或瘕，或变为虫，其状各异。"

（二）隋唐时期

隋唐时期，虽在过往的基础上对大肠癌的研究略有进展，但并未有太大突破。隋朝巢元方在《诸病源候论》中认为"积聚者，由阴阳不和，腑脏虚弱，受于风邪，搏于腑脏之气所为也"。《备急千金要方》

中提出："治诸疾，破积聚，心下支满，寒热鬼注，长病咳逆唾噎，辟除众恶，杀鬼，逐邪气，鬼击，客忤中恶，胸中结气，咽中闭塞，有进有退，绕脐恻恻……"其从痰瘀理论论治坚癥积聚，采用多味破血祛瘀、祛痰药物，达到祛瘀通络、消癥逐痰之效。王焘也在《外台秘要方》中提出了治疗癥瘕积聚的重要组方。这些组方都为现代中医学家治疗大肠癌提供了重要参考。

（三）宋元时期

宋代杨士瀛的《仁斋直指方》中首次提出"癌"的概念："癌者，上高下深，岩穴之状，颗颗累垂……毒根深藏。"也有许叔微的《类证普济本事方·卷第五·肠风下血痔漏脏毒》中记载："如下清血色鲜者，肠风也；血浊而色黯者，脏毒也。"宋代陈无择在《三因极一病证方论》中描述："与夫宿血停凝，结为痞块。"故有学者认为，在宋代，"痞块"也指"癌"。

（四）明清时期

明清时期，中医对大肠癌的认知逐渐深刻起来。明代龚信的《古今医鉴·卷之八·肠澼》提到"夫肠澼者，大便下血也，又谓肠风、脏毒是也"。明代张景岳的《景岳全书·杂证谟·痢疾》中认为："痢疾一证，即《内经》之肠澼也。"而明代龚廷贤在《寿世保元·丁集四卷·便血》中阐述道："一论下血者，大便出血也，乃脏腑蕴积湿热之毒而成。"清代祁坤在《外科大成》中提到"脏痈痔，肛门肿如馒头，两边合紧，外坚而内溃，脓水常流。此终身之疾，治之无益"。清代张锡纯在《医学衷中参西录·论胃病噎膈治注及反胃治法》中道："夫人之肠中可生肠蕈，肠蕈即瘤赘也。"这约莫是最早记载的中西医结合治疗大肠癌的论述。

二、病因及病机

（一）病因

中医对大肠癌的病因认识大致可以分为五个方面，包括感受外邪、饮食因素、情志因素、起居不节、先天因素。

1. 感受外邪

中医学中，外邪包括风、寒、暑、湿、燥、火等。自古以来，感受外邪致大肠癌就有一定论述。《黄帝内经·素问·至真要大论》中："夫百病之生也，皆生于风寒暑湿燥火，以之化之变也。"《黄帝内经·灵枢·百病始生》云："积之始生，得寒乃生，厥乃成积也。"表明"积"病的起始，是机体受寒邪侵犯所致。《黄帝内经·素问·风论》曰："久风入中，则为肠风飧泄。"认为风邪是导致肠风的主要原因，另《圣济总录》载："肠风下血者，肠胃有风，气虚挟热，血得热则妄行，渗入肠间，故令下血。"《丹溪手镜》认为积聚的发生是"因外有寒，血脉凝涩，汁沫与血相搏则气聚而成积矣"，又将大肠癌的发生与寒邪关联起来。《诸病源候论》中："癥者，由寒温失节，致脏腑之气虚弱，而食饮不消，聚结在内，染渐生长。"由此可知，多种外邪均可能导致大肠癌的发生，且有时候相兼为病。

2. 饮食因素

饮食因素主要为饮食不节、不洁、过饱，食生冷、肥甘厚味等，多种原因伤及脾胃，脾胃运化失司，日久痰湿内生，毒邪蕴结，大肠络脉受阻，结而成积。《黄帝内经》云："饮食自倍，肠胃乃伤。"宋代严用和《严氏济生方》曰："……或过餐五味、鱼腥、乳酪，强食生冷果菜，停蓄胃脘，遂成宿滞。……久则积聚，结为癥瘕，面黄羸瘦，此皆宿食不消而主病焉。"《景岳全书·杂证谟痢疾》中认为"积"是"饮食之滞，留蓄于中，或结聚成块，或胀满硬痛，不化不行，有所阻隔者"。《黄帝内经·素问·生气通天论》中论述道："因而饱食，筋脉横解，肠澼为痔。"巢元方《诸病源候论·卷十九·积聚诸病》曰："积聚癥结者，是五脏六腑之气已积聚于内，重因饮食不节，寒温不调，邪气重沓，牢癥盘结者也，若久即成癥。"由此可见，饮食不节是导致大肠癌的重要因素之一。

3. 情志因素

中医历来讲究"心身整体观"，认为五志与五脏关系密切，因此七情内伤一直以来也被认为是导致大肠癌的另一重要原因。《儒门事亲·卷三·五积六聚治同郁断》中有云："且积之成也，或因暴怒、喜、悲、思、恐之气……其初甚微，可呼吸按导方寸大而去之。"《丹溪心法》中提出："气血冲和，万病不生，一有怫郁，诸病生焉。故人身诸病，多生于郁。"《严氏济生方》提出："有如忧、思、喜、怒之气，人之所不能无者，过则伤乎五脏，逆于四肢，传克不行，乃留结而为五积。"可见情志不畅，则人体气血瘀滞，从而可能导致大肠癌的发生、发展。

4. 起居不节

传统中医认为，起居不节与诸多疾病的发生、发展有关，大肠癌的发生、发展同样受起居不节的影响。如李用粹在《证治汇补》中阐述："积之始生，因起居不时，忧患过度，饮食失节，脾胃亏损，邪正相搏，结于腹中，或因内伤、外感、气郁误补而致。"《黄帝内经·灵枢·百病始生》中也认为："起居不节，用力过度，则络脉伤，阳络伤则血外溢，血外溢则衄血。阴络伤则血内溢，血内溢则后血。肠胃之络伤，则血溢于肠外。肠外有寒，汁沫与血相搏，则并合凝聚不得散，而积成矣。"《黄帝内经·素问·太阴阳明论》中也有"食饮不节，起居不时者，阴受之……阴受之，则入五脏……入五脏则䐜满闭塞，下为飧泄，久为肠澼"的观点。由此可以看出，起居不节也是大肠癌的重要发病因素之一。

5. 先天因素

先天不足，正气本虚，脏腑亏损，被古代中医学家认为是大肠癌发生的根本原因。此类文献记载较多，如巢元方在《诸病源候论》中指出：

"癥者，由寒温失节，致腑脏之气虚弱，而食饮不消，聚结在内，染渐生长。块叚盘牢不移动者也。"还指出："凡痢皆由荣卫不足，肠胃虚弱，冷热之气，乘虚入客于肠间，肠虚则泄，故为痢也。"《景岳全书》中提到："壮人无积，虚人则有之……"《医宗必读》有云："积之成也，正气不足，而后邪气踞之……"《黄帝内经·灵枢·百病始生》曰："风雨寒热，不得虚，邪不能独伤人。此必因虚邪之风，与其身形，两虚相得，乃客其形……是故虚邪之中人也……留而不去，传舍于肠胃之外、募原之间，留著于脉，稽留而不去，息而成积。"可见，诸多中医学家均认为先天不足、正气亏虚是大肠癌发生的根本原因。

（二）病机

大肠癌病因、病机较为复杂，常有多种病因、病机相互作用，互为因果，且中医强调整体观念及正邪关系，因此作者结合古籍及多年临床经验，现将大肠癌病机主要分为以下四种。

1.气滞血瘀

中医认为，在正常情况下，气运行全身，无处不至。但在情志不畅，外感六邪，以及湿浊、痰饮、宿食等情况下，均会影响气的运行，导致气滞、气郁、气陷或气逆等病理现象，而气为血之帅，血随气行，气机不利则血瘀，蓄结日久，聚结成为肿块。《圣济总录》中有云："瘤之为义，留滞而不去也。气血流行不失其常，则形体和平。无或余赘，及郁结壅塞，则乘虚投隙，瘤所以生。"另外，《黄帝内经·灵枢·百病始生》中说道："阳络伤则血外溢，血外溢则衄血。阴络伤则血内溢，血内溢则后血。肠胃之络伤，则血溢于肠外。肠外有寒，汁沫与血相搏，则并合凝聚不得散而积成矣。"可见各种原因造成的气血运行失常，导致气血逆乱、经络受阻、气滞血瘀是大肠癌的主要病机之一。

2.热毒邪聚

《古今医鉴·卷八·肠澼》记载："脏毒是脏中积毒。"汉代《华氏中藏经》也有观点认为肿瘤的发病与脏腑"蓄毒"密切相关。现有学者认为，暴饮暴食、嗜酒、误食不洁食物会损伤脾胃，使其运化失司，热毒内生，蕴结于脏腑，火热注于肠道，热毒邪聚，下注大肠，日久不化，凝结成块是大肠癌发病的主要病机。

3. 痰湿食积

《丹溪心法·卷三·积聚痞块》曰："痞块在中为痰饮，在右为食积，在左为血块。气不能作块成聚，块乃有形之物也，痰与食积、死血而成也。"指出脏腑功能失调，水湿停聚，导致痰湿食积，阐述了痰湿在"积"病中的相关病机。《丹溪心法》中还记载："凡人身上中下有块者多是痰。"《杂病源流犀烛》曰："而其为物则流动不测，故其为害，上致巅顶，下至涌泉，随气升降，周身内外皆到，五脏六腑俱有。"此观点与现代医学理论中大肠癌可多发转移具有一致性。此外，现代中医学家也认为，饮食不节，恣食肥腻，醉饮无时，或寒温失节，湿邪侵入胃肠，凝聚发作，痰湿结聚，流注大肠，形成大肠癌。

4. 正气亏虚

中医注重整体观念，历来认为正气与邪气的相互关系制约疾病的发生、发展及预后。《医宗必读·卷七·积聚》指出："积之成也，正气不足，而后邪气踞之，如小人在朝，由君子之衰也。"形象地表明了肿瘤的根本病因为正气不足，机体失养，难以卫外，以致邪气易侵。正所谓"邪之所凑，其气必虚"，就是这个道理。现代中医学家总结前人临床经验，认为脾为后天之本，肾藏先天之精，正气亏虚则为脾肾两虚，脾气不足导致运化失司，痰湿内生，肾气不足导致温煦无力，湿浊不化，在此基础上，患者由于长期罹患慢性肠道疾病，病程迁延，久治不愈，脾胃受损，热毒、痰湿、气滞血瘀诸多病机交互出现，相互联系，相互影响，促使大肠癌的发生、发展。可见正虚邪实、本虚标实是大肠癌病机的根本所在。

第二节　西医对大肠癌的认识

一、解剖及生理

（一）结直肠的解剖特征

1.结肠

结肠位于盲肠与直肠之间，包绕在回肠、空肠的周围，整体呈"M"形，分为升结肠、横结肠、降结肠及乙状结肠4个部分。结肠的起始端直径约6 cm，逐渐递减到乙状结肠末端的2.5 cm。结肠分别从右、上、左三面环绕小肠袢，即分别为升结肠、横结肠和降结肠，在左髂嵴降结肠移行于乙状结肠。

（1）升结肠：长约15 cm，起始于盲肠上端，是盲肠向上的延续；前面和两侧常被腹膜覆盖，后面以结缔组织连于腹后壁，活动性较小，属于腹膜间位器官；上缘在肝下与横结肠连接；内侧是升结肠系膜，人群中大概有10%升结肠系膜很长，可发生结肠扭转而出现急腹症；经腰方肌和右肾前方到肝右叶下弯向左行，所形成的弯曲叫结肠右曲。升结肠表面偶尔可有一些异常结缔组织覆盖通过升结肠，临床上称为杰克森膜。

（2）横结肠：长约50 cm，起始于结肠右曲，先行向左前下方，后略转向左后上方，形成略下垂的弓形弯曲，终止于急转向下的结肠左曲处，完全游离，在结肠左曲处由脾结肠韧带和肾结肠韧带固定；向下续于降结肠；由横结肠系膜连接腹后壁，活动性较大，中间部分能下垂至脐或脐水平以下，属于腹膜内位器官；前面是肝、胆和胃，后为右肾、十二指肠以及胰腺。

（3）降结肠：长约25 cm，起始于结肠左曲，沿左肾外侧和腰方肌前面垂直下降，到左髂嵴处移行于乙状结肠；降结肠借结缔组织附于腹后壁，内侧通常无系膜，前面为腹膜覆盖，与升结肠一样属于腹膜间位器官；上段后有左肾，下段后有左侧髂外血管、卵巢血管、左侧输尿管等腹膜后器官。

（4）乙状结肠：长约 40 cm，于左髂嵴处续于降结肠，于左髂窝转入盆腔，整体呈"乙"字形弯曲，至第 3 骶椎平面移行于直肠；上端固定，下端完全游离；完全被腹膜包裹，由乙状结肠系膜连接于盆腔左后壁，属于腹膜内位器官。由于乙状结肠系膜在肠管中段较长，向上、下两端延伸时则逐渐变短、消失，因此与降结肠和直肠相移行处均被固定而不能移动，中段则有较大段活动范围，这是乙状结肠易发生扭转的原因之一。乙状结肠是肿瘤等疾病的多发部位。

2.直肠

直肠全长约 14 cm，是消化管位于小骨盆的一段。直肠在第 3 骶椎前方起始于乙状结肠，沿骶骨和尾骨下行，穿过盆膈，下端终于肛管。直肠在矢状面上有 2 个明显的弯曲，即直肠骶曲和直肠会阴曲。直肠骶曲是直肠沿着骶尾骨盆面下降，形成的一个凸向后方的弓形弯曲，距肛门约 8 cm；直肠会阴曲是直肠绕过尾骨尖，转向后下方形成的一个凸向前方的弓形弯曲，距离肛门约 4 cm。直肠在冠状面上也有 3 个凸向侧方的弯曲，但是并不是恒定的，一般上、下两个凸向右侧，中间较大的凸向左侧。

直肠位于盆膈以上的部分是直肠盆部，向下肠腔显著膨大部分称为直肠壶腹，盆膈下部分缩窄为肛管。直肠内有三个直肠横襞，由黏膜和环形肌构成，发挥阻挡粪便下移的作用。最上方的直肠横襞接近直肠与乙状结肠交界处，距肛门约 11 cm，该襞偶尔出现环绕肠腔一周的情况时会使肠腔出现不同程度缩窄。中间位于前右侧壁的直肠横襞较大，位置恒定，距肛门约 7 cm，相当于直肠前壁腹膜的返折水平，因此在直肠肿瘤诊断中，常以此襞确定肿瘤与腹膜腔的关系。最下方的直肠横襞不恒定，距肛门约 5 cm，通常位于直肠左侧壁，直肠充盈时，此襞常消失，而排空时则较为显著。肛管直肠周围有内、外括约肌环绕，能协助排便。

（二）大肠的生理特征

大肠的主要生理功能是吸收水分和无机盐，为消化、吸收后的食物残渣提供临时储存场所，并将食物残渣转变为粪便。结、直肠生理功能基本一致。

1. 分泌大肠液

大肠肠黏膜表面的柱状上皮细胞和杯状细胞分泌的富含 HCO_3^- 的碱性黏液即大肠液。大肠液 pH 值为 8.3～8.4。大肠液主要依靠其中的黏液蛋白发挥保护肠黏膜和润滑粪便的作用。另外，大肠液可能还含有少量淀粉酶和二肽酶，但对物质的分解作用不大。大肠液的分泌主要由食物残渣对肠壁的机械性刺激引起，刺激交感神经可减少分泌，刺激副交感神经可促进分泌。

2. 运动和排便

（1）运动形式：大肠运动缓慢、对刺激的反应迟缓，这些特点使大肠适宜作为储存粪便的临时场所。大肠的运动形式主要包括袋状往返运动、分节推进和多袋推进运动、蠕动及集团蠕动。①袋装往返运动是静息状态下和空腹时大肠最常见的运动方式，由环行肌无规律收缩引起，使结肠内压力升高，出现一串结肠袋，结肠袋的内容物做前、后短距离的位移，并未向前推进。这种运动有利于水的吸收。②分节推进运动是环行肌有规律收缩引起的，将一个结肠袋内容物推到邻近的肠段内，内容物不返回原处；一段结肠上发生多个结肠袋收缩，内容物被推到下一段则是多袋推进运动。③蠕动是大肠的一些稳定向前的收缩波组成，收缩波前方肌肉舒张则充有气体，收缩波后方保持收缩则使该段肠管闭合、排空。④集团蠕动进行很快且前进很远，通常始于横结肠，可将一部分内容物推至降结肠或乙状结肠。该运动方式常见于进食后。

（2）排便：食物残渣通常会在结肠内停留10余小时。在此过程中，食物残渣中的部分水分被结肠黏膜吸收，剩余部分经结肠内细菌的作用后形成粪便。粪便成分除食物残渣外，还有脱落的肠上皮细胞、大量细菌、肝排出的胆色素衍生物以及钙、镁等的盐类。正常人直肠内通常没有粪便，当肠蠕动将粪便推入直肠时，会扩张刺激直肠内壁感受器，相关冲动会传导至腰、骶段脊髓的初级排便中枢，同时上传至大脑皮质引起便意，条件许可即发生排便反射。此时冲动至盆神经传出，使降结肠、乙状结肠以及直肠收缩，肛门内括约肌舒张。同时阴部神经传出冲动减少，肛门外括约肌舒张，粪便经此被排出。正常人的直肠对粪便的机械性扩张刺激有一定感觉阈，当达到阈值即可产生便意，但若环境和条件不适宜排便，便意会受大脑皮质抑制。若人体长期抑制便意，则直肠对粪便刺激的感觉阈升高，如果粪便在肠道内停留过久，粪便水分被吸收过多而变得干硬，会引起排便困难，这就是功能性便秘发生的常见原因。

（3）细菌活动：大肠内存在大量来自空气和食物的细菌，如大肠杆菌。大肠内的温度和酸碱度适宜一般细菌活动、繁殖，这些细菌通常情况下不致病。细菌含有能分解食物残渣的酶，其对脂肪和糖类的分解为发酵，对蛋白质的分解为腐败。此外，大肠内的细菌还能合成 B 族维生素复合物和维生素 K，这些维生素能被人体吸收利用。

（三）结直肠的血液循环和淋巴回流

1. 结肠动脉血供

（1）肠系膜上动脉：升结肠的血供来自肠系膜上动脉的 2 个分支，即右结肠动脉和回结肠动脉，其形成的动脉弓发出分支至结肠壁中部。血管支到达结肠表面时分成长、短分支，前者提供结肠外侧壁及系膜缘结肠壁的血供，同时发出小分支提供肠脂垂血供；后者提供结肠内侧壁和系膜缘结肠壁的血供。

（2）中结肠动脉：肠系膜上动脉发出的中结肠动脉为横结肠提供血供，在距离结肠壁 3～11 cm 处分为 2 支，较少部分个体存在中结肠动脉缺如。

（3）肠系膜下动脉：肠系膜下动脉分出左结肠动脉、直肠上动脉和1～9支乙状结肠动脉，分别为横结肠左侧、降结肠、直肠和乙状结肠提供血供。

（4）边缘动脉：边缘动脉为上述一系列动脉发出的动脉弓组成，形成一平行于结肠系膜缘的血管网。

2.直肠动脉血供

直肠动脉血供有直肠上动脉、直肠中动脉、直肠下动脉以及骶正中动脉。直肠上动脉源于肠系膜下动脉，降至直肠上后壁，分叉发出左、右2支到直肠中段侧壁。直肠中动脉由髂内动脉发出，主干位于直肠颈部下，女性常常存在直肠中动脉缺如，可能是被子宫动脉取代；在男性中，直肠中动脉主要为前列腺及直肠肌层供血。直肠下动脉源自阴部内动脉，朝着内侧、腹侧行走，为肛管供血。骶正中动脉从腹主动脉发出，向下走行于腹膜后腰椎、骶骨、尾骨前，发出一些细小分支到直肠后壁。

3.结、直肠静脉回流

结肠的静脉与动脉伴行。结肠的回流静脉在右半结肠，参与组成肠系膜上静脉。肠系膜上静脉的血液回流到升结肠以及部分横结肠，部分横结肠、降结肠以及乙状结肠血流组成了肠系膜下静脉，经脾静脉回流到门静脉。直肠的静脉回流到直肠上静脉，再回流到肠系膜下静脉。直肠中静脉、下静脉回流到阴部内静脉，然后经髂静脉回流到下腔静脉。直肠上、中、下静脉中存在大量交通支，形成了门体分流。

4.结、直肠淋巴回流

结肠淋巴回流主要由4组淋巴结完成：第1组淋巴结位于肠壁浆膜下；第2组淋巴结位于边缘动脉上；第3组淋巴结沿大动脉（肠系膜上、下动脉）分布；第4组淋巴结位于肠系膜上、下动脉的根部，包括肠系膜根部淋巴结及腰左淋巴结。直肠淋巴回流主要为：腹膜反折以上直肠，淋巴回流主要沿直肠上动脉周围淋巴管回流；腹膜反折以下直肠，部分向侧方经闭孔淋巴结和髂内、髂总淋巴结向上回流。

（四）神经支配

交感神经和副交感神经纤维支配肛门内括约肌运动，刺激交感神经能促进肛门内括约肌收缩，刺激副交感神经则会抑制肛门内括约肌收缩。副交感神经的骶骨传入神经传递肛门扩张的感觉。阴部神经的第4骶神经的会阴支支配肛门外括约肌的运动。下腹神经和盆内脏神经一起组成直肠神经丛，支配直肠下端的活动。第3、4骶神经控制提肛肌运动。阴部神经的直肠下支沿直肠下动脉走行，支配肛周感觉。

（五）左、右半结肠癌解剖特点及意义

临床上，以横结肠中部脾曲为界将结肠分为左半结肠和右半结肠，左、右半结肠在解剖、生理、病理等方面存在结构、功能、血供等不同，临床特点也有所差异。

1. 左半结肠癌

左半结肠存在以下解剖特点。

（1）肠腔较右侧狭小。

（2）粪便为半固体状或固体状。

（3）病变距离肛门近。

因此，原发肿瘤呈环形生长，多为浸润型癌，易导致肠腔环状狭窄，临床表现以黏液血便、脓血便、肠梗阻、大便习惯改变等症状多见。

2. 右半结肠癌

右半结肠存在以下解剖特点。

（1）肠壁较薄，肠腔相对宽大。

（2）升结肠蠕动较小、较密，粪便为稀糊状。

（3）血供和淋巴组织丰富，吸收能力强。

因此，原发肿瘤临床表现主要为：①发生肠梗阻比例相对低；②大便出血相对少，少量出血时肉眼也较难察觉；③由于吸收能力强易出现全身中毒症状，表现为消瘦、贫血、乏力、腹痛等；④右侧腹往往可以触及肿

块，如果继发感染，可有压痛，早期肿块能活动，如浸润周围组织则活动度较差或不能活动。

二、病因及发病机制

（一）饮食因素

1.高脂肪、高蛋白、低膳食纤维饮食

既往研究表明，高脂肪、高蛋白、低膳食纤维食物的摄入与大肠癌的发生有关。高脂肪食物会抑制肠道对胆汁酸的重吸收，使胆汁酸在肠道中浓度增加，通过损伤肠道细胞核 DNA、抑制肠黏膜固有层淋巴细胞增生，以及减弱免疫促进大肠癌的发生。同时，在肠道内胆汁酸增高时摄入过多高蛋白食物，大量蛋白质会被细菌降解为具有致癌作用的氨基酸产物。膳食纤维可吸附肠道内有害物质，促进粪便吸收水分，增加粪便体积，有利于粪便排出，从而减少肠黏膜与致癌物的接触，进而产生一定的抑癌作用，因此，摄入饮食中膳食纤维过少，也会增加大肠癌发病风险。

2.缺乏维生素

维生素是人体必需的营养物质，已被证实在肿瘤的防治上具有重要作用。研究显示，维生素 A 及其衍生物能调控上皮组织分化，维持其正常形态、功能，具有一定抑癌作用。维生素 D 是脂溶性维生素，有学者研究发现，大肠癌患者 gC 基因的多个位点的表达与血清维生素 D 水平具有显著相关性。另有研究发现，长期叶酸缺乏可能导致肠黏膜上皮细胞的 DNA 甲基化改变，进而诱导大肠癌的发生、发展。

（二）遗传因素

据有关分子遗传学改变，大肠癌可分为遗传性大肠癌和非遗传性大肠癌两类。遗传性大肠癌的典型代表主要有家族性腺瘤性息肉病癌变和遗传性非息肉病性大肠癌，前者发生是由 APC 基因突变导致，后者发生是由

错配修复基因改变导致，如 *hMLH1* 基因。

（三）伴有肠黏膜增生的慢性肠病

研究报道，伴有肠黏膜增生的慢性肠病患者发生大肠癌的比例明显升高，如增生性息肉病、幼年性息肉病、肠息肉状腺瘤、绒毛状腺瘤以及慢性溃疡性结肠炎等患者，可能由黏膜上皮过度增生而发展为癌。

（四）癌基因

原癌基因是正常细胞内存在的，参与细胞生长分化并且具有能使细胞癌变的基因，其活性正常时，对调节细胞正常增殖、分化及凋亡具有重要作用。但当原癌基因受致癌因子（物理、化学、生物）刺激时，则会导致细胞恶化，正常调控可能失调或基因过表达，导致癌变的发生。临床研究表明，与大肠癌有关的原癌基因较多，根据基因产物功能可分为 *RAS* 基因家族、蛋白质激酶类原癌基因、核癌基因以及生长因子受体类原癌基因等。抑癌基因指细胞内具有限制原癌基因突变、抑制细胞恶性转化等的基因，当抑癌基因失活或不表达，癌变细胞就能避开免疫机制而形成恶性肿瘤，目前已知的与大肠癌有关的抑癌基因包括 *APC*、*DCC*、*p16*、*p53*、*DPC4* 基因等。其中 *APC* 基因已被证实可抑制 Wnt 信号通路，通过调控细胞增殖和分化上调 β 联蛋白，激活 *myc* 等促进细胞增殖作用的基因，使细胞异常增殖形成恶性肿瘤。

（五）炎症

炎症与大肠癌发生的密切关系已被遗传学、流行病学数据等证实。肿瘤坏死因子 –α（TNF–α）、白细胞介素 –6（IL–6）、转化生长因子 –β（TGF–β）、前列腺素 E_2（PGE_2）等 Toll 样受体 4（TLR4）通路炎症因子的高表达与大肠癌的临床病理特征密切相关，均可能在大肠癌发生、发展中具有重要作用。另外，溃疡性结肠炎也可能为癌前病变，但其是如何导致大肠癌的目前尚不清楚，可能是通过增加氧化应激反应而激活原癌基因。炎症相关大肠癌临床治疗困难，死亡率较高。

（六）肠道菌群

肠道菌群失调与大肠癌的发生、发展的关系目前被国内外学者广泛关注。流行病学调查数据显示，大肠癌高发地区和低发地区的人群因饮食习惯不同等原因，肠道菌群构成存在相当大的差异，患大肠癌的风险也明显不同。目前认为，肠道菌群可能通过2个方面影响大肠癌的发生、发展：①部分肠道微生物在分解、腐败营养物质过程中产生的代谢产物可能对肠黏膜上皮具有毒性反应，损伤肠黏膜上皮以致肠黏膜上皮出现瘤变和癌变。②肠道菌群紊乱影响肠黏膜炎症反应信号转导机制，引起或导致肠黏膜上皮损伤，以致肠黏膜上皮出现瘤变和癌变。

也有研究发现，细菌能特异性地在恶性肿瘤病灶内聚集、定植，肿瘤组织中的细菌浓度高于正常组织。这种差异提示了细菌在恶性肿瘤中的作用。肿瘤缺氧的微环境为厌氧菌提供了良好的生存、增殖条件，同时病灶内异常新生血管和组织间隙高压削弱了免疫成分对细菌的免疫杀伤作用。可见，肠道菌群紊乱与大肠癌的发生、发展是一个恶性循环过程。也有学者提出，或许可以通过使细菌过度增殖，在恶性肿瘤组织中与细胞竞争性争夺营养从而抑制恶性肿瘤的生长，从而达到一定程度治疗恶性肿瘤的目的，但目前该理论尚需要足够的证据支持。

（七）miRNA

miRNA（微RNA）是短小的、进化保守的一类单链非编码RNA。目前在大肠癌的组织、细胞以及正常组织中发现了100多种miRNA，其在大肠癌发生、发展以及转移阶段均具有重要作用。致癌miRNA通过沉默抑癌基因可促进癌细胞的增殖、抑制凋亡，进而促使恶性肿瘤的发生、发展。与恶性肿瘤相关的miRNA可以分为致癌miRNA和抑癌miRNA，分别具有促进恶性肿瘤生长和抑制恶性肿瘤生长的作用。目前已被证实的致癌 miRNA 包括 miR-21，可通过靶向调节 *PDCD4*、*PTEN* 等基因来促使恶性肿瘤的发生、发展；miR-31 也是公认的致癌 miRNA，它可以直接作用于 *Tiaml* 基因，诱导癌细胞的侵袭、转移。学者认为，在大肠癌表达的 miRNA 中可能存在抑癌基因。研究发现，miR-342 可作用于 *DNMT1* 基因的 3′ 非翻译区，抑制对应的核糖核酸和蛋白质的表达，进而发挥抑癌作用。研究数据显示，抑癌基因 *p53* 突变存在于 50% ~ 75% 大肠癌患者中，提示 *p53* 基因突变在抑制大肠癌发生、发展中具有重要作用。由于 miRNA 在大肠癌病变组织中的表达具有明显差异性，其可能成为大肠癌临床诊疗的重要生物学标志物和治疗靶点。

（八）微卫星不稳定

微卫星 DNA 是存在原核生物和真核生物中的正常的简单多变碱基重复序列，一般由 10 ~ 60 个序列组成。通常情况下，微卫星 DNA 具有稳定性，能稳定地遗传给下一代。微卫星不稳定是指由于重复碱基的缺失或插入导致正常微卫星 DNA 长度改变，产生新的等位基因的一种现象。微卫星不稳定可使原癌基因激活、抑癌基因失活或相关基因信号传导异常，也可以影响细胞凋亡和转录调控以及蛋白的转运修饰，增加细胞恶变风险。DNA 错配修复基因即可引起微卫星不稳定。国内外学者在多种恶性肿瘤如小细胞肺癌、胃癌、子宫内膜癌、胰腺癌以及大肠癌中均发现了微卫星不稳定现象。在细胞研究中发现，大肠癌患者的微卫星不稳定与 CD8$^+$T 细胞的直接浸润相关，这类细胞具有细胞毒性，侵犯内环境后细胞毒性 mRNA 增加，进而杀死正常细胞，导致癌细胞的增殖。

（九）CpG 岛甲基化表型

CpG 岛甲基化患者常有 *BRAF* 基因突变，而 *p53* 基因突变较少发生。

三、病理特征及分期

（一）病理特征

1. 早期大肠癌

癌细胞穿透结、直肠黏膜肌层，浸润至黏膜下层，但未累及固有肌层，为早期大肠癌。上皮重度异型增生及没有穿透黏膜肌层的癌为高级别上皮瘤变，包括局限于黏膜层但有固有层膜浸润的黏膜内癌。若在内镜下或者经过肛管局部切除标本，建议对早期大肠癌对黏膜下层浸润深度进行测量、分级。扁平病变当黏膜下层浸润深度 ≤ 1 000 μm 时，为黏膜下层浅层浸润，是内镜治疗的适应证。当黏膜下层浸润深度 > 1 000 μm 时，为黏膜下层深层浸润，需要结合其他因素和临床情况考虑是否行外科手术扩大切除范围。明确侵犯黏膜肌层时，浸润深度的测量是从黏膜肌层的下缘到浸润最深的距离。当黏膜肌层完全消失时，黏膜下层浸润深度从表面开始测量。有蒂病变分为 2 种情况：当黏膜肌层呈分支状生长时，以两侧肿瘤与非肿瘤交界点间的连线为基线，基线以上的浸润视为头浸润，是内镜治疗的适应证；基线以下的浸润视为蒂浸润，相当于黏膜下层深层浸润，处理原则相同。当蒂浸润的黏膜肌层可以定位或肿瘤并非呈分支状生长时，需按照扁平病变测量浸润深度。

2. 进展期大肠癌

大肠癌的肿瘤大体标本特征和肿瘤位置、病理类型、发现肿瘤的时间等有关。好发部位以直肠多见，其余依次为乙状结肠、升结肠、横结肠以及降结肠。大肠癌大体形态肉眼观可分为 4 种类型：①隆起型，肿瘤呈息肉状或盘状向肠腔突出，可伴随表浅溃疡，多为高分化的腺癌；②溃疡型，肿瘤表面形成较深溃疡或者呈火山口状，此种类型较多见；③浸润型，肿瘤组织向肠壁深层弥漫浸润，常累及肠管全周，导致局部肠壁增厚、变硬，如果同时伴随肿瘤间质结缔组织增多，则会引起肠管周径缩小，导致环状狭窄；④胶样型，肿瘤表面及切面均呈半透明胶冻状，此种类型预后差。左半结肠癌以浸润型多见，右半结肠癌以隆起型多见。

3.组织病理类型

大肠癌的组织病理类型包括管状腺癌、黏液腺癌、印戒细胞癌、锯齿状腺癌、乳头状腺癌、未分化癌、腺鳞癌、鳞状细胞癌等多种类型。现将临床常见大肠癌组织病理类型分述如下。

（1）管状腺癌：是大肠癌中最常见的组织学类型，占全部大肠癌的67%～82%，以肿瘤组织形成管状结构为主要特征。根据主腺管分化程度可分为高分化、中分化和低分化腺癌。高分化腺癌肿瘤组织绝大部分甚至全部呈腺管状，上皮细胞分化较为成熟，多呈单层，核多位于基底部，细胞质内存在分泌现象，有时呈杯状细胞分化。中分化腺癌绝大部分肿瘤组织可见腺管结构，但外形不规则且大小各异，也有呈分支状，小部分呈条索状排列或实性团巢，癌细胞分化差，异形明显，细胞质分泌黏液减少。低分化腺癌肿瘤组织中腺管结构不明显，但细胞异型更明显。

（2）黏液腺癌：以癌细胞分泌大量黏液并且形成"黏液湖"为主要特征。在组织学中常见 2 种类型。一种是扩大的囊状腺管状结构，囊内是大片的黏液，腺管内壁为分化良好的单层柱状上皮，有的上皮因囊状体腺管状结构内充满黏液而呈扁平状，甚至脱落。另一种组织学表现为"黏液湖"中漂浮着成堆癌细胞，癌细胞分化差，核大且深染者可呈印戒细胞状。

（3）印戒细胞癌：由弥漫成片的印戒细胞构成，不形成腺管状结构。当肿瘤内黏液形成较少时，细胞核可为圆形，细胞质缺乏印戒细胞特征而呈粉色。印戒细胞癌也可以伴有少量的细胞外黏液。

（4）锯齿状腺癌：肿瘤组织具有锯齿状结构，呈浸润性生长，浸润前出现不分化倾向，具有"黏液湖"，组织表面没有坏死灶或坏死灶面积较小，细胞质丰富，呈中性或嗜碱性，细胞核呈空泡状。

（5）乳头状腺癌：肿瘤组织大部分或全部呈乳头状结构，乳头细长或粗短，向肠壁浸润的部分常可见乳头突出于大小不等的囊状腺腔中，通常乳头的间质较少，乳头表面上皮组织多为单层，也可为复层，癌细胞分化程度不一致。

（6）未分化癌：癌细胞弥漫成片或呈团块状浸润生长，无腺管或其他组织结构生成。癌细胞较小，细胞质少，大小、形态一致，偶尔与淋巴肉瘤难以区分，此时可通过铜蓝蛋白、角蛋白以及网状纤维染色等免疫组织化学标记加以区分。

（7）腺鳞癌：也叫腺棘细胞癌，癌细胞中混杂存在腺癌和鳞状细胞癌成分。如果鳞状上皮成分的分化成熟，则应称为腺癌伴鳞状化生。

（8）鳞状细胞癌：相对少见，如果发生在直肠下段，则应排除肛管鳞状细胞癌累及直肠的可能性。

（9）其他类型：因临床相对少见，其他大肠癌组织学类型在此不再赘述。

（二）分期

大肠癌应在明确诊断后进行临床和病理分期，然后根据肿瘤发生部位、临床和病理分期制订综合治疗方案。美国癌症联合委员会（AJCC）/国际抗癌联盟（UICC）第 8 版结直肠癌 TNM 分期系统见表 1-1，结直肠癌的解剖分期/预后组别见表 1-2。

表1-1　AJCC/UICC第8版结直肠癌TNM分期系统

分期符号		临床意义
原发肿瘤（T）	T_x	原发肿瘤无法评价
	T_0	无原发肿瘤证据
	T_{is}	原位癌：黏膜内癌（侵犯固有层，未浸透黏膜肌层）
	T_1	肿瘤侵犯黏膜下层（浸透黏膜肌层但未侵入固有肌层）
	T_2	肿瘤侵犯固有肌层
	T_3	肿瘤穿透固有肌层到达结直肠旁组织
	T_4	肿瘤侵犯腹膜脏层或侵犯及粘连于附近器官与结构
	T_{4a}	肿瘤穿透腹膜脏层（包括大体肠管通过肿瘤穿孔和肿瘤通过炎性区域连续浸润腹膜脏层表层）
	T_{4b}	肿瘤直接侵犯或粘连于其他器官或结构

续表

分期符号		临床意义
区域淋巴结（N）	N_x	区域淋巴结无法评价
	N_0	无区域淋巴结转移
	N_1	有1~3枚区域淋巴结转移（淋巴结内肿瘤直径≥0.2 mm），或存在任何数量的肿瘤结节并且所有可辨识的淋巴结无转移
	N_{1a}	有1枚区域淋巴结转移
	N_{1b}	有2~3枚区域淋巴结转移
	N_{1c}	无区域淋巴结转移，但有肿瘤结节存在：浆膜下、肠系膜或无腹膜覆盖的结肠旁，或直肠旁、直肠系膜组织
	N_2	有4枚或以上区域淋巴结转移
	N_{2a}	有4~6枚区域淋巴结转移
	N_{2b}	有7枚或以上区域淋巴结转移
远处转移（M）	M_0	无远处转移
	M_1	转移至1个或更多远处部位或器官，或证实腹膜转移
	M_{1a}	转移至1个部位或器官，无腹膜转移
	M_{1b}	转移至2个或更多远处部位或器官，无腹膜转移
	M_{1c}	仅转移至腹膜表面或伴其他部位或器官的转移

表1-2　结直肠癌的解剖分期/预后组别

分期	T	N	M
0	T_{is}	N_0	N_0
I	T_1	N_0	N_0
	T_2	N_0	N_0
ⅡA	T_3	N_0	N_0
ⅡB	T_{4a}	N_0	N_0
ⅡC	T_{4b}	N_0	N_0
ⅢA	T_1~T_2	N_1/N_{1c}	N_0
	T_1	N_{2a}	N_0

分期	T	N	M
ⅢB	$T_3 \sim T_{4a}$	N_1/N_{1c}	M_0
ⅢB	$T_2 \sim T_3$	N_{2a}	M_0
ⅢB	$T_1 \sim T_2$	N_{2b}	M_0
ⅢC	T_{4a}	N_{2a}	M_0
ⅢC	$T_3 \sim T_{4a}$	N_{2b}	M_0
ⅢC	T_{4b}	$N_1 \sim N_2$	M_0
ⅣA	任何T	任何N	M_{1a}
ⅣB	任何T	任何N	M_{1b}
ⅣC	任何T	任何N	M_{1c}

注：cTNM 是临床分期，pTNM 是病理分期；前缀 y 用于接受新辅助（术前）治疗后的肿瘤分期（如 ypTNM），病理学完全缓解的患者分期为 $ypT_0N_0CM_0$，可能类似于 0 期或Ⅰ期。前缀 r 用于经治疗获得一段时间无瘤间期后复发的患者（rTNM）。

第三节　大肠癌的流行病学

一、发病率和死亡率

世界范围内，不同国家和地区大肠癌的发病率和死亡率存在较大差异。据国际癌症研究机构（IARC）2018 年调查数据显示，北欧（芬兰除外）、西欧、北美的发达国家以及日本等大肠癌发病率高，每年可达 40/10 万（10 万人中报告发病 40 人）。据统计，大约 6% 的美国人一生中会患大肠癌。西亚、非洲和拉丁美洲的大多数欠发达国家的大肠癌发病率处于较低水平，为每年 10/10 万～ 29/10 万。IARC 数据报道，2018 年大肠癌的死亡率与发病率分布具有一致性，以北欧、北美等高，西亚、非洲等低。

我国近年来大肠癌发病率和死亡率均呈上升趋势。2018 年统计数据显示，我国结直肠癌发病率、死亡率在全部恶性肿瘤中分别居第 3 位和第 5 位，其中新发病例 37.6 万，发病率 23.7/10 万，死亡病例 19.1 万，死亡率 10.9/10 万，可见提高大肠癌诊疗水平刻不容缓。

二、临床流行病学特征

1. 性别

2018 年 IARC 数据显示，全球范围内男性大肠癌发病率 23.6/10 万，女性大肠癌发病率 16.3/10 万，男性大肠癌发病率明显高于女性，死亡率呈相同态势，男性大肠癌死亡率明显高于女性。我国大肠癌发病率也存在类似的性别差异。李安州等对郑州市 2016—2018 年城市人群进行流行病学分析发现，男性大肠癌检出率是女性的 1.351 倍。徐鹏等对 3 798 例粪便隐血试验阳性患者行大肠癌筛查，结果显示男性大肠癌患病率明显高于女性。这些研究提示男性大肠癌患病风险可能高于女性，但仍缺乏大样本量流行病学数据支持。

2. 年龄

流行病学数据显示，我国大肠癌发病率随年龄增长迅速上升，85 岁以上年龄组发病率稍有降低。20 世纪 70 年代我国大肠癌患者中位年龄为 50 岁左右，较欧美国家发病年龄有明显提前。徐鹏等的研究发现上海嘉定区 62 ～ 71 岁群体大肠癌患病率最高。李安州等的研究显示郑州城市居民患大肠癌的中位年龄为 57 岁。武雪亮等对 696 例大肠癌患者进行回顾性分析，结果表明大肠癌好发于 60 ～ 70 岁群体。多项临床数据均提示老年群体为大肠癌高发群体，因此，老年人如果出现疑似大肠癌的相关症状，必须尽早就医，以便早发现、早诊断、早治疗。

3. 地域分布

多项流行病学调查显示，在地域分布上，我国大肠癌无论是发病率还是死亡率均以东部最高、中部次之、西部地区最低的态势分布。城乡分布上，城市居民大肠癌发病率和死亡率均远高于农村居民。

第四节 大肠癌筛查

一、筛查目标

大肠癌筛查的最终目标是降低大肠癌发病率和死亡率，延长大肠癌患者寿命，提高大肠癌患者生存质量，减轻社会医疗经济负担。大肠癌早诊筛查短期指标是能在短时间内对大肠癌早诊筛查项目或活动实施的效果进行评价的指标。人群筛查率指的是一个目标群体中已参加过大肠癌早诊筛查的个体的比例，是评价大肠癌早诊筛查效果的一个重要指标。人群筛查率越高，则人群中患大肠癌的个体能更多地被早期发现。接受筛查的个体中，大肠癌检出率越高，则表明该群体中有越多的大肠癌被早期发现。这里讲的大肠癌，指的是癌前病变和早期癌，不包括中、晚期大肠癌。这里讲的检出率的分母是接受初始筛查的人数而不是结肠镜检查的人数，只有将目标人群作为大肠癌瘤检出率的评估对象，才能和人群大肠癌发病率和死亡率双降的目标一致。因此，大肠癌筛查的短期目标是提高人群筛查率和提高早期肿瘤检出率。

二、筛查对象

（一）人群风险分类

1. 一般风险人群

一般风险人群指的是患癌风险处于平均或较低水平的人群。目前关于一般风险人群的定义在全球范围的各个国家、地区间有一定的差异。多项指南将是否有大肠癌家族史作为判定患大肠癌风险的一个重要指标。例如美国胃肠病学院（ACG）和美国结直肠癌多学会工作组（USMSTF）均把有大肠癌家族史者划分为一般风险人群，但欧洲结直肠癌筛查指南工作组

（ECCSGWG）认为有大肠癌家族史但表现为遗传综合征的个体也要看作一般风险人群。具有大肠癌病史、肠道腺瘤史或患有长期不愈的炎症性肠病者的大肠癌发病风险增高，因此，世界胃肠病学组织、美国医师学会等将这些指标纳入人群风险判定。另外，为了实现更精确的个体化大肠癌发病风险评估，亚太工作组开发了一套大肠癌风险评分指标，综合了性别、年龄、大肠癌家族史、吸烟情况等，并对每项因素赋予权重，将得分为1分及以下的个体定义为一般风险。

综上，不具有以下风险因素者，可定义为"一般风险人群"。

（1）一级亲属具有大肠癌病史，包括非遗传性大肠癌家族史和遗传性大肠癌家族史。

（2）本人具有大肠癌病史。

（3）本人具有肠道腺瘤病史。

（4）本人患有8～10年、长期不愈的炎症性肠病。

（5）本人粪便隐血试验呈阳性。

2. 散发性大肠癌高危人群

基于大肠癌相关危险因素构建风险评估模型，有效地识别大肠癌高危人群，对提高人群筛查率和检出率具有重要意义。目前国内外学者开发了大量大肠癌风险评估模型，其中最常纳入模型的危险因素主要有性别、年龄、一级亲属大肠癌家族史、体重指数以及吸烟史等，但目前大多数模型的预测能力有限。国内专家共识文件既往提出并推荐亚太结直肠癌风险评分、结直肠癌筛查高危因素量化问卷以及伺机筛查风险问卷等以进行大肠癌风险评估，提高筛查率，但从人群转化应用角度看，目前缺乏对大肠癌的风险评估模型的大样本前瞻性研究。笔者在此按照《中国结直肠癌诊疗规范（2020年版）》的推荐，认为应将个体年龄、性别、体重指数、大肠癌家族史、肠息肉疾病史、吸烟、饮酒、粪便隐血试验结果以及其他实验室检查结果等作为评估大肠癌高危人群的标准。

3. 遗传性大肠癌高危人群

根据《中国结直肠癌诊疗规范（2020年版）》的推荐，以有遗传性大肠癌家族病史者为遗传性大肠癌高危人群，包括非息肉病性大肠癌（林奇综合征和家族性大肠癌 X 型林奇综合征）和息肉病性大肠癌综合征 [家族性腺瘤性息肉病（FAP）、遗传性色素沉着消化道息肉病综合征、幼年性息肉综合征、锯齿状息肉病综合征以及结直肠 *MUTYH* 基因相关息肉病]。

（二）筛查年龄

1. 一般风险人群筛查年龄

美国预防服务工作组（USPSTF）、USMSTF 以及加拿大预防保健工作组等公布的大肠癌筛查指南均将 50 ～ 74 岁群体作为一般风险人群的筛查年龄。而 2018 年美国癌症协会将大肠癌一般风险人群的筛查起始年龄降低到了 45 岁。2010 年欧盟的大肠癌筛查指南推荐的大肠癌最佳筛查年龄范围为 55 ～ 64 岁，且建议在 74 岁以后停止。2015 年亚太的大肠癌筛查共识推荐一般风险人群在 50 ～ 75 岁接受大肠癌筛查。考虑到我国国情，对评估结果为高风险人群建议 40 岁起接受大肠癌筛查；对评估结果为中低风险人群建议 50 岁起接受大肠癌筛查；对 1 个及以上一级亲属患大肠癌者，推荐 40 岁或比一级亲属中最年轻患者提前 10 年接受大肠癌筛查。而对 75 岁以上人群是否进行筛查建议根据实际的筛查、获益及预期寿命进行评估后决定。

2. 遗传性大肠癌高危人群筛查年龄

林奇综合征是遗传性大肠癌最常见的综合征。林奇综合征患者患大肠癌的风险为 8.7% ～ 61.0%，其中 *MLH1*、*MLH2* 基因突变携带者的患病风险比 *MSH6*、*PMS2* 基因突变携带者更高。故较多指南推荐 *MLH1*、*MLH2* 基因突变携带者从 20 岁即可开始接受大肠癌筛查或比家族中最年轻大肠癌患者发病年龄提前 2 ～ 5 年接受大肠癌筛查，推荐 *MSH6*、*PMS2* 基因突变携带者从 25 岁即可开始接受肠癌筛查或比家族中最年轻大肠癌患者发病年龄提前 2 ～ 5 年接受大肠癌筛查。家族性大肠癌 X 型林奇综合征患者患大肠癌的风险低于林奇综合征患者。欧洲肿瘤内科学会（ESMO）推荐家族性大肠癌 X 型林奇综合征患者起始筛查年龄为 40 岁或比家族中最年轻患者发病年龄提前 10 年，美国临床肿瘤学会（ASCO）推荐起始筛查年龄比家族中最年轻患者发病年龄提前 10 年。腺瘤息肉综合征包括典型 FAP、轻表型 FAP 和 *MUTYH* 基因相关息肉病。FAP 是以 *APC* 基因胚系突变为特征的常染色体显性遗传病，发病率占所有大肠癌的 1%。典型 FAP 患者多从青少年期开始发病，到 50 岁患大肠癌的风险接近 100%。轻表型 FAP 是典型 FAP 的变种，轻表型 FAP 患者患大肠癌的年龄晚于 FAP 患者，因此 ESMO、ASCO 等均推荐典型 FAP 患者从 10 岁、轻表型 FAP 患者从 18 岁开始接受结肠镜检查。*MUTYH* 基因相关息肉病属于常染色体隐性遗传病，平均发病年龄约为 50 岁，因此多数指南推荐 *MUTYH* 基因相关息肉病患者 40 岁起或比一级亲属患大肠癌的确诊时间提前 10 年接受大肠癌筛查。ESMO、美国国立综合癌症网络（NCCN）等对其他息肉性综合征患者推荐了筛查年龄，如遗传性色素沉着消化道息肉病综合征患者为 18 ～ 20 岁，幼年性息肉综合征患者为 15 岁，锯齿状息肉病综合征患者为 40 岁。

三、筛查方法

1. 免疫化学法粪便隐血试验

基于抗体的免疫化学法粪便隐血试验（FIT）以其高特异性和高敏感性广泛应用于早诊筛查大肠癌。免疫化学法粪便隐血试验主要包括乳胶凝集比浊法、酶联免疫法以及胶体金法，主要技术原理是通过特异性的抗体检测粪便标本中的人体血红蛋白，进而提示可能存在的肠道病变，其中胶体金试纸在大肠癌的筛查中应用最广泛。荟萃分析结果显示，免疫化学法粪便隐血试验对比金标准（即病理检查结果），筛检大肠癌的敏感性为 0.83，特异性为 0.9，ROC 曲线下面积为 0.93；筛检癌前病变的敏感性为 0.36，特异性为 0.92，ROC 曲线下面积为 0.76，阳性似然比为 4.2，阴性似然比为 0.7。5 项队列研究结果显示，免疫化学法粪便隐血试验筛查能降低 52% 大肠癌死亡率。在我国，由于免疫化学法粪便隐血试验属于非侵入性、成本低的筛查方法，因此单轮次筛查参与率较高；但重复、长期筛查参与率缺乏数据。另外，免疫化学法粪便隐血试验在大肠癌的实际筛查中的不足在于，一方面对进展期腺瘤敏感性不足 30%，另一方面经常由于采样问题而被弃检，实际受检率低。

目前国内外指南大多推荐 50 ～ 75 岁年龄组人群每年开展免疫化学法粪便隐血试验一次。在癌症干预和监测模型网络报告中，相比于 50 ～ 75 岁年龄组 2 年 1 次、3 年 1 次的筛查方案，50 ～ 75 岁年龄组 1 年 1 次的筛查方案效果更好。

2. 结肠镜检查

结肠镜检查可以直接观察到整个结直肠肠壁，是发现大肠肿瘤最敏感的手段。在规范的结肠镜检查下，绝大部分的息肉样病变不易被遗漏，除非是位于肠壁褶皱等隐蔽部位的肿瘤。结肠镜检查中较为罕见的情况是，个别个体完成了结肠镜检查未发现任何病变，但在下次结肠镜检查中却意外发现大肠癌，这类大肠癌被称为"间期癌"，发生率大概是 1 000 例结肠镜受检者中发生 1 例，发生原因可能与异常恶性肿瘤细胞以及未发现的平坦型病变等有关。无症状筛查人群结肠镜下大肠癌检出率为 0.5% ～ 1.8%，进展期腺瘤检出率可高达 15%，肠道息肉检出率可高于 33%。长期随访研究指出，对增生性息肉或结肠镜检查阴性个体，每 10 年行一次结肠镜检查也能有效预防大肠癌的发生。如果结肠镜检查发现进展期腺瘤，间隔 3 年行结肠镜检查比间隔 1 年检查的大肠肿瘤检出率并未升高。尽管结肠镜检查是当前技术上较为理想的大肠癌筛查工具，但由于检查具有侵入性，故在我国人群组织性筛查中的参与率仍欠佳。在参与率欠佳的情况下，提高结肠镜检查质量就非常关键，目前较公认的高质量结肠镜检查标准包括：①肠道准备率＞ 85%，目前可采用波士顿量表等多种肠道准备评分量表来评估；②盲肠插镜率＞ 95%，完整完全的结肠镜检查对保证结肠镜检查质量意义重大；③退镜时间保证至少 6 min；④平均腺瘤检出率应＞ 20%，其中男性检出率＞ 25%，女性检出率＞ 15%。

目前国内外学术机构、组织制定的大肠癌筛查指南或专家共识都较倾向于推荐 10 年进行 1 次结肠镜检查。

3. 多靶点粪便检测

多靶点粪便检测是近年来逐渐发展成熟的粪便 DNA 分子检测（FIT-DNA 检测），主要利用粪便中肠道肿瘤细胞脱落的特异性标志，与免疫化学法粪便隐血试验结合组成多靶点粪便检测。其不仅进一步提高了粪便隐血试验对大肠癌筛查的敏感性，而且对进展期大肠癌的筛查敏感性也有显著提升。多靶点粪便检测已被美国多个权威学术组织推荐用于无症状人群的大肠癌早诊筛查。多靶点粪便检测的局限性在于其检测成本较高，且需要中心实验室检测，因此不推荐用于大规模人群大肠癌早诊筛查。

综合现有的一些研究数据、专家共识和国内外指南，针对有条件的地区和特定筛检目标人群，建议每 3 年进行一次多靶点粪便检测。

4. 结肠 CT 成像

结肠 CT 成像又称为 CT 仿真结肠镜，是受检者在做好肠道准备后，用气体充盈扩张清洁的结肠，然后进行全结肠仰卧位及俯卧位等薄层 CT 扫描，对所得二维图像进行三维重建，以观察整个结直肠情况的方法。荟萃分析结果显示，结肠 CT 成像筛检大肠癌的敏感性为 0.95，特异性为 0.98，ROC 曲线下面积为 0.99；筛检癌前病变的敏感性为 0.88，特异性为 0.95，ROC 曲线下面积为 0.95。在安全性上，结肠 CT 成像导致的出血发生率为 8.29/ 万例、穿孔发生率为 2.92/ 万例。虽然该技术临床应用敏感性、特异性均较高，但仍有一定局限性以致难以用于大规模人群筛查，如需要做严格的肠道准备、具有放射线辐射风险、专业技术人员有限等。

结肠 CT 成像技术在中国无症状人群中筛查应用的报道较少，因此结合现有的专家共识和国内外指南，建议有条件的地区和特定筛检目标群体可以每 3 ～ 5 年进行一次结肠 CT 成像检查。

5. 问卷风险评估

问卷风险评估是利用已知的大肠癌发病高危因素，通过简单的问题获取信息，进而评估个体大肠癌发病风险的一种方法。郑树研究团队通过多项流行病学调查，总结出了一份以家族病史、息肉史等9项为主要评估指标的大肠癌高危因素量化问卷（表1-3），该问卷被广泛用于多个项目点。沈祖尧团队通过多个人群筛查试验，总结出一种以年龄、性别、吸烟史、家族史为基础的亚太大肠癌风险评分系统（表1-4），该评分系统简洁、明了，评分后将人群分为低危、中危、高危三大类。

表1-3 大肠癌高危因素量化问卷

符合以下任何一项或以上者，列为高危人群
（1）一级亲属有结直肠病史
（2）本人有癌症史（任何恶性肿瘤病史）
（3）本人有肠道息肉史
（4）同时具有以下2项及2项以上者：①慢性便秘（近2年来便秘每年在2个月以上）；②慢性腹泻（近2年来腹泻累计持续超过3个月，每次发作持续时间在1周以上）；③黏液血便；④不良生活事件史（发生在近20年以内，事件发生后对调查对象造成较大精神创伤或痛苦）；⑤慢性阑尾炎或阑尾切除史；⑥慢性胆道疾病史或胆囊切除史

表1-4 亚太大肠癌风险评分系统

项目	标准
风险因素	
年龄	50～69岁为2分，70岁及以上为3分
性别	男性为1分，女性为0分
家族史	一级亲属患大肠癌为2分
吸烟	当前或过去吸烟1分，不吸烟0分

注：0～1分为低危；2～3分为中危；4～7分为高危。

四、筛查流程

大肠癌早诊筛查能否成功实施不仅和筛查技术有关，同时也与个人认知、医疗资源、经济水平等有关。针对不同的个体、人群，选择适合的技术或者综合应用不同的技术，达到最少的成本和最大的获益才是合适的筛查途径。目前所使用的大肠癌早诊筛查技术各有优缺点。比如，在有组织的大规模人群筛查中，用问卷风险评估和免疫化学法粪便隐血试验进行初筛，阳性者进一步做多靶点粪便检测，再阳者进行结肠镜检查，可进一步浓缩高危人群，提高结肠镜检出率，减少不必要的结肠镜检查。对于个性化大肠癌早诊筛查，则可以选择多靶点粪便检测或直接进行结肠镜检查。推荐的大肠癌筛查路径见图 1-1。

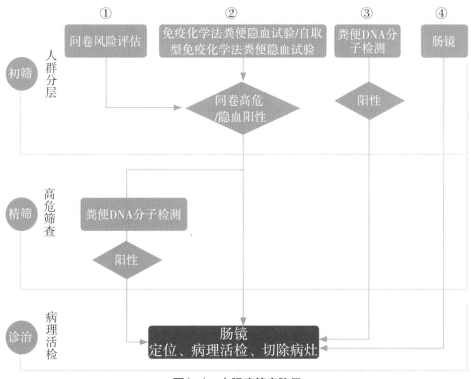

图1-1　大肠癌筛查路径

第二章 大肠癌诊断精要

第一节 中医辨证分型

参照《恶性肿瘤中医诊疗指南》，大肠癌辨证分型如下。

一、症候要素

1.气虚证

主症：神疲乏力，少气懒言，腹部隐痛，喜热喜按；或大便不畅，数日不通；或虽有便意，但解之困难；或不时欲便，大便时干时溏。

主舌：舌淡胖。

主脉：脉虚。

次症：食欲减退，食后作胀，面色萎黄。

次舌：舌边齿痕，苔白滑，薄白苔。

次脉：脉沉细，脉细弱，脉沉迟。

辨证方法：①符合主症2个，并见主舌、主脉者，即可辨为本证；②符合主症2个，或次症1个，任何本证舌、脉者，即可辨为本证。③符合主症1个，或次症不少于2个，任何本证舌、脉者，即可辨为本证。

2.阴虚证

主症：五心烦热，口咽干燥，大便干结，腹部隐痛。

主舌：舌红少苔。

主脉：脉细数。

次症：消瘦乏力，低热盗汗，头晕耳鸣，心烦少寐，腰膝酸软；大便形状细扁，或带黏液脓血。

次舌：舌干裂，苔薄白或薄黄而干，花剥苔，无苔。

次脉：脉浮数，脉弦细数，脉沉细数。

辨证方法：①符合主症2个，并见主舌、主脉者，即可辨为本证。②符合主症2个，或次症1个，任何本证舌、脉者，即可辨为本证。③符合主症1个，或次症不少于2个，任何本证舌、脉者，即可辨为本证。

3.阳虚证

主症：面色㿠白，畏寒肢冷，大便溏薄。

主舌：舌淡苔白。

主脉：脉沉迟。

次症：腰膝酸软，四肢不温，小便清长，或夜尿频多，面色苍白，少气乏力，纳食不振或五更泄泻，或大便失约，时时流出黏液；或脐周作痛，肠鸣作泻，泻后痛减。

次舌：舌胖大苔滑。

次脉：脉细弱。

辨证方法：①符合主症2个，并见主舌、主脉者，即可辨为本证。②符合主症2个，或次症1个，任何本证舌、脉者，即可辨为本证。③符合主症1个，或次症不少于2个，任何本证舌、脉者，即可辨为本证。

4.血虚症

主症：面色无华，头晕眼花，爪甲色淡，腹痛绵绵。

主舌：舌淡。

主脉：脉细。

次症：面色萎黄，唇甲不华，少气乏力，神疲懒言，大便秘结难下，往往数周一次；或大便变形，或带黏液脓血，肛门空坠。

次舌：苔白，苔薄白。

次脉：脉沉细，脉细弱。

辨证方法：①符合主症2个，并见主舌、主脉者，即可辨为本证。②符合主症2个，或次症1个，任何本证舌、脉者，即可辨为本证。③符合主症1个，或次症不少于2个，任何本证舌、脉者，即可辨为本证。

5.痰湿证

主症：胸脘痞闷，恶心纳呆，腹痛便溏。

主舌：舌淡，苔白腻。

主脉：脉滑或濡。

次症：身目发黄而晦暗，口淡不渴，胸脘痞闷，口黏纳呆，头身困重。

次舌：舌胖嫩，苔白滑，苔滑腻，苔厚腻，脓腐苔。

次脉：脉浮滑，脉弦滑，脉濡滑，脉濡缓。

辨证方法：①符合主症2个，并见主舌、主脉者，即可辨为本证。②符合主症2个，或次症1个，任何本证舌、脉者，即可辨为本证。③符合主症1个，或次症不少于2个，任何本证舌、脉者，即可辨为本证。

6.血瘀证

主症：腹部疼痛，刺痛固定，痛处拒按；肌肤甲错；泻下脓血，色紫暗，量多，里急后重。

主舌：舌质紫暗或有瘀斑、瘀点。

主脉：脉涩。

次症：可触及固定不移的包块。

次舌：舌胖嫩，苔白滑，苔滑腻，苔厚腻，脓腐苔。

次脉：脉沉弦，脉结代，脉弦涩，脉沉细涩，牢脉。

辨证方法：①符合主症2个，并见主舌、主脉者，即可辨为本证。

②符合主症 2 个，或次症 1 个，任何本证舌、脉者，即可辨为本证。③符合主症 1 个，或次症不少于 2 个，任何本证舌、脉者，即可辨为本证。

7. 热毒证

主症：口苦身热，尿赤便结，大便脓血。

主舌：舌红或绛，苔黄而干。

主脉：脉滑数。

次症：里急后重，面赤身热，口臭唇疮，小便短赤，大便脓血，腥臭或干结，数日不通；腹中胀痛，疼痛拒按；或泻下如注，泻出黄色水样便或带黏液或带脓血或血水样便，秽臭异常，肛门灼痛。

次舌：舌有红点或芒刺，苔黄燥，苔黄厚黏腻。

次脉：脉洪数，脉数，脉弦数。

辨证方法：①符合主症 2 个，并见主舌、主脉者，即可辨为本证。②符合主症 2 个，或次症 1 个，任何本证舌、脉者，即可辨为本证。③符合主症 1 个，或次症不少于 2 个，任何本证舌、脉者，即可辨为本证。

8. 气滞证

主症：腹部胀满，痛无定处。

主舌：舌淡暗。

主脉：脉弦。

次症：情绪抑郁或急躁易怒，喜太息；胃脘嘈杂，嗳气频繁；大便多日不通，后重窘迫，欲便不得；腹部胀痛，泻后不减或加重；脘腹胀满或胀痛。

次舌：舌边红，苔薄白，苔薄黄，苔白腻或黄腻。

次脉：脉弦细。

辨证方法：①符合主症 2 个，并见主舌、主脉者，即可辨为本证。②符合主症 2 个，或次症 1 个，任何本证舌、脉者，即可辨为本证。③符合主症 1 个，或次症不少于 2 个，任何本证舌、脉者，即可辨为本证。

二、辨证分型

中西医结合治疗大肠癌应根据不同临床表现、病理类型、西医治疗背景、治疗阶段给予辨证分型，采取相应的辨证治疗措施。现将大肠癌分为以下证型。

1. 单纯中医治疗阶段

（1）湿热瘀滞：表现为腹痛拒按，腹中包块，大便带血或有黏液、脓血，里急后重，或便溏，舌质紫暗或有斑点，苔黄腻，脉弦数。

（2）肝肾阴虚：表现为腹胀痛，大便形状细扁，或带黏液、脓血，形体消瘦，五心烦热，头晕耳鸣，腰膝酸软，盗汗，舌红，少苔，脉细数。

（3）气血两虚：腹胀痛，大便变形，或带黏液、脓血，肛门坠胀，甚至脱肛，面色萎黄，唇甲不华，少气乏力，神疲懒言，舌淡，苔薄白，脉沉细无力。

（4）脾肾阳虚：腹胀痛，畏寒肢冷，面色苍白，少气乏力，纳食不振，腰膝酸软，大便溏薄，小便清长，舌淡胖，苔白滑，脉沉细微。

2. 手术阶段

（1）气血亏虚：表现为神疲乏力，气短懒言，面色淡白或萎黄，头晕目眩，唇甲色淡，心悸失眠，便不成形或有肛脱下坠，舌淡脉弱。

（2）脾胃虚弱：表现为纳呆，神疲乏力，大便稀溏，食后腹胀，面色萎黄，形体瘦弱，舌质淡，苔薄白。

3. 化疗阶段

（1）脾胃不和：表现为胃脘饱胀、食欲减退、恶心、呕吐、腹胀或腹泻，舌体多胖大，舌苔薄白、白腻或黄腻。多见于化疗引起的消化道反应。

（2）气血亏虚：表现为疲乏、精神不振、头晕、气短、纳少、虚汗、面色淡白或萎黄、脱发，或肢体肌肉麻木、女性月经量少，舌体瘦薄，或者舌面有裂纹，苔少，脉虚细而无力。多见于化疗引起的疲乏或骨髓抑制。

（3）肝肾阴虚：表现为腰膝酸软，耳鸣，五心烦热，颧红盗汗，口干咽燥，失眠多梦，舌红苔少，脉细数。多见于化疗引起的骨髓抑制或脱发。

4.放疗阶段

（1）气阴两虚：表现为神疲乏力，少气懒言，口干，纳呆，时有便溏，或脱肛下坠，或腹胀便秘，面色淡白或晦滞，舌红或淡红，苔少或无苔或有裂纹，脉细或细数。多见于放射性损伤后期，或迁延不愈，损伤正气者。

（2）热毒瘀结：表现为腹痛腹胀，疼痛拒按，下痢赤白，里急后重，胸闷烦渴，舌暗红，苔黄腻，脉弦滑或滑数。

第二节　临床表现

大肠癌起病隐匿，早期可无典型表现，仅出现粪便隐血试验阳性，随后可能出现以下临床表现。

一、症状

1.排便习惯和粪便性状改变

排便习惯和粪便性状改变常为大肠癌最早出现的症状。多有粪便隐血试验阳性或血便，血色鲜红或暗红，出血量的多少与肿瘤大小、溃疡深度等有关。当肿瘤位置较高时，血和粪便混合呈柏油样。粪便形状可变细，有时表现为顽固性便秘，也可以表现为腹泻或腹泻与便秘交替出现，无明显黏液、脓血。

2.腹痛或腹部不适

多见于右半结肠癌，表现为右侧腹部钝痛，或同时涉及右上腹或者中上腹。病变可加强胃结肠反射，因此大肠癌患者可出现餐后腹痛。大肠癌并发肠梗阻则腹痛加重或发生阵发性绞痛。

3.腹部及直肠肿块

腹部肿块以右半结肠癌多见，初始可推动，病灶侵入周围组织后肿块固定。直肠肿块质地坚硬，表面呈结节状，致局部肠腔狭窄，多经直肠指诊发现。

4.全身情况

全身可有贫血、低热，多见于右半结肠癌。晚期患者有恶病质、进行性消瘦、腹腔积液等。右半结肠癌以全身症状、腹部肿块和贫血为主要表现；左结肠癌以便血、腹泻、便秘和肠梗阻等症为主。并发症多见于晚期，主要有肠出血、肠梗阻以及癌肿腹腔转移引起的并发症。

二、体征

局部能用直肠指诊扪及直肠肿块，结肠镜和乙状结肠镜可看到肠腔内肿块，腹部也可能扪及肿块；全身检查可发现贫血及转移征象，如锁骨上淋巴结肿大、肝大等。

第三节　疾病史和家族史

大肠癌的发病可能与下列疾病有关：溃疡性结肠炎、血吸虫病、结直肠腺瘤、结直肠息肉、克罗恩病等，需详细询问患者相关病史。

遗传性大肠癌发病率大概占大肠癌总发病率的6%，需详细询问患者相关家族史，如林奇综合征、家族性腺瘤性息肉病。

第四节　体格检查

大肠癌的体格检查主要包括以下内容。

（1）一般状况评价、全身浅表淋巴结尤其是腹股沟及锁骨上淋巴结的情况。

（2）腹部视诊和触诊，检查有无肠型、肠蠕动波，腹部是否可触及肿块；腹部叩诊及听诊检查了解有无移动性浊音及肠鸣音异常。

（3）直肠指诊：对疑似大肠癌患者必须常规做直肠指诊。了解直肠肿瘤大小、质地、形状、占肠壁周径的范围、基底部活动度、肿瘤下缘距肛门的距离、肿瘤向肠外浸润状况、与周围脏器的关系、有无盆底种植等，同时观察有无指套染血。

（4）三合诊：对于女性大肠癌患者，怀疑肿瘤侵犯阴道壁者，推荐三合诊，了解肿块与阴道后壁的关系。

第五节　实验室检查

1.血常规

通过血常规了解是否存在贫血。

2.尿常规

通过尿常规观察是否存在血尿，结合泌尿系统影像学检查了解肿瘤是否侵犯泌尿系统。

3.大便常规

通过大便常规了解大便中是否有红细胞、白细胞。

4.粪便隐血试验

粪便隐血试验虽然并非大肠癌的确诊手段，也无特异性，但方法简便易行，可作为普查筛检或早诊筛检的线索。其对消化道少量出血的诊断有重要价值。

5.肿瘤标志物

癌胚抗原（CEA）为大肠癌较为敏感的肿瘤标志物，是一种大肠癌细胞产生的糖蛋白，其分子表面具有不同的抗原决定簇，用来诊断大肠癌，敏感性和特异性不够理想，但可作为监测大肠癌转归、复发的指标。糖类抗原（CA199）是一类黏蛋白型的糖类蛋白肿瘤标志物，大肠癌患者阳性检出率为18%～58%，同时测定 CEA 水平可提高敏感度，常用于监测肿瘤复发。有肝转移的大肠癌患者建议同时监测甲胎蛋白（AFP）；有腹膜、卵巢的移对大肠癌患者建议同时监测糖类抗原125（CA125）。

第六节　影像学检查

一、常用检查方法

1.超声检查

推荐直肠腔内超声用于早期直肠癌的分期诊断。普通超声可以帮助发现大肠癌肝转移和腹腔淋巴结转移情况。直肠内超声检查能监测肿瘤病变范围及侵犯邻近脏器如前列腺、膀胱等的情况。

2.X 线检查

X 线（普通）检查可以作为大肠癌的诊断手段，但不能用于大肠癌的分期诊断，如疑似结肠梗阻的患者更是应谨慎选择。

3.CT 检查

推荐行全腹部、胸部、盆腔 CT 增强扫描检查，以明确以下几个方面。

（1）结肠癌 TNM 分期诊断；随访中筛选大肠癌吻合口复发灶及远处转移瘤。

（2）判断结肠癌原发灶及转移瘤辅助治疗或转化治疗效果。

（3）鉴别钡剂灌肠或内镜发现对肠壁内和外在性压迫性病变的内部结构，明确其性质。

（4）有 MRI 检查禁忌证的直肠癌患者。

（5）对腹腔内实质性的炎症、脓肿、肿瘤等均有较高诊断价值。

4.MRI 检查

（1）推荐 MRI 检查作为直肠癌常规检查项目。对于局部进展期直肠癌患者，需要在新辅助治疗前、后分别行基线、术前 MRI 检查，以便评价新辅助治疗等的效果。如果没有禁忌，建议直肠癌 MRI 扫描前肌内注射山莨菪碱抑制肠蠕动。建议采用非抑脂、冠状面小视野（FOV）轴位高分辨的 T_2WI 扫描；推荐行 DWI 扫描，尤其是新辅助治疗后的直肠癌患者；对有 MRI 检查禁忌证的患者，可行 CT 增强扫描。

（2）临床或超声、CT 检查提示疑似肝转移时，推荐进行增强 MRI 检查。

5.PET-CT 检查

PET-CT 检查不推荐常规使用，可以用于病情较为复杂、常规检查无法明确诊断的患者。另外，术前检查提示为Ⅲ期以上肿瘤者，为了了解有无远处转移，可推荐使用 PET-CT 检查。

6.结肠钡剂灌肠检查

结肠气钡双重对比造影是诊断大肠癌的常用方法，对于距肛门 5 cm 以上的大肠癌具有重要诊断意义，但对直肠癌诊断价值相对小。该技术能清晰地显示肠黏膜的肿物、溃疡和狭窄等病变，但直径小于 0.5 cm 的息肉可能漏诊。该检查准确率较高，但在盲肠、脾曲及乙状结肠等部位易出现假阴性。

二、结肠癌关键影像学问题评价

推荐行"全腹＋盆腔增强CT扫描"，可以兼顾结肠癌原发灶以及转移好发部位，如肝脏。影像医师需评价结肠癌的TNM分期及肠壁外血管侵犯情况。对其他远处转移瘤的筛查，如肺转移瘤，推荐行胸部CT检查；PET-CT有助于筛查全身转移瘤。

三、直肠癌关键影像学问题评价

推荐直肠癌患者行盆腔MRI检查。影像学检查需明确肿瘤的位置、TNM分期等。对于其他部位的远处转移瘤的筛查，如肺部，推荐进行胸部CT检查；肝脏，推荐进行肝脏MRI、CT增强或超声造影检查，如果条件允许，建议首选肝脏MRI检查；全身部位的筛查，建议行PET-CT检查。

第七节　内镜检查

结肠镜和乙状结肠镜适用于病变位置较低的大肠癌病变，所有疑似大肠癌患者均推荐进行全结肠镜检查，以下情况除外。

（1）一般状况不佳，难以耐受。

（2）肠穿孔、急性腹膜炎、腹腔内广泛粘连。

（3）肛周或严重肠道感染。

内镜检查报告必须包括：进镜深度、肿物大小、距肛缘位置、形态、局部浸润范围，对可疑病变必须行活检。由于结肠肠管在检查时可能出现皱缩，因此内镜所见肿物远侧与肛周的距离可能存在一定误差，建议结合

CT、MRI 检查等明确病灶部位。

第八节　组织病理学检查

活检病理报告是治疗大肠癌的重要依据。活检诊断为浸润性癌的病例进行规范性大肠癌治疗。由于活检取材的限制，活检病例无法确定有无黏膜下层浸润，诊断为高级别上皮内瘤变的病例，建议临床医师综合其他临床信息，包括影像学检查、内镜检查等评估肿瘤的大小、侵犯范围和深度、是否有淋巴结转移等，制订治疗方案。低位直肠癌可能涉及需要做是否保肛的决策时，建议病理医师在报告中备注说明活检组织有无到达"癌变"的程度。对临床确诊为复发或转移性大肠癌患者推荐进行 *NRAS*、*KRAS* 基因突变检测，以指导靶向治疗。*BRAFV600E* 突变状态对评估应与 *RAS* 基因突变检测同时进行，以指导临床治疗。推荐所有大肠癌患者进行错配修复蛋白（MMR）表达和微卫星不稳定检测，用于林奇综合征筛查、预后分层及指导免疫治疗等。*MLH1* 缺失的 *MMR* 缺陷型肿瘤应行 *BRAFV600E* 突变分子和 *MLH1* 甲基化检测，以评估发生林奇综合征的风险。临床上一些大肠癌抗 *HER2* 治疗获得了较理想的成果，但目前缺乏规范的检测判读标准。

病理学标本取材影响病理评估结果，标本取材、固定等有如下注意事项。

1. 取材要求

1）活检标本

（1）核对临床标本送检数量，送检活检标本必须全部取材。

（2）将标本置于纱布或柔软的透水纸中以免丢失。

（3）每个蜡块内包埋不超过 5 粒活检标本，并依据组织大小适当调整。

2）内镜切除标本

（1）标本固定建议由临床医师规范化处理：活检标本离体后，应由内镜医师及时将活检黏膜组织基底面黏附于滤纸上，立即浸入固定液中固定。内镜下黏膜切除标本离体后，内镜医师展开标本，黏膜面向上，使用大头针固定于软木板或泡沫板，标示口侧缘和肛侧缘，翻转令黏膜面朝下放入固定液中。息肉切除标本，有蒂息肉可直接放入固定液中，无蒂息肉用墨汁标记好切缘后放入固定液中。

（2）建议记录标本和肿瘤病变的大小、形态，肿块各方位距切缘的距离。

（3）息肉切除标本的取材：首先明确息肉的切缘、有无蒂及蒂的直径，建议用墨汁涂蒂切缘（有蒂的情况下）及烧灼切缘（无蒂的情况下）。取材时应考虑到切缘和有蒂息肉蒂部的浸入的情况能够被客观、正确地评价。建议按如下方式取材，无蒂息肉以切缘基底部为中心向左、右两侧全部取材。有蒂息肉当蒂的切缘直径＞2 mm 时，略偏离蒂切缘中心处。垂直于蒂切缘平面切开标本，再平行于此切面，间隔 2～3 mm 将标本全部取材；蒂切缘直径≤2 mm 时，垂直于蒂切缘平面间隔 2～3 mm 将全部标本取材，以便后期包埋使蒂部作为单独的一个蜡块。推荐按同一包埋方向全部取材。记录组织块对应的方位。

（4）内镜下黏膜切除术和黏膜剥离术标本的取材：由于肿块距切缘距离一般较近，切缘的评估显得尤其重要。建议涂不同的颜料标记基底和侧切缘，以便在观察时能够对切缘做出定位，并评价肿瘤切缘情况。每间隔 2～3 mm 平行切开标本，如临床特别标记可适当调整，分成大小适合的组织块，应全部取材，之后按同一方向包埋。

3）手术标本

（1）取材：沿肠壁长轴剪开肠管、垂直于肠壁切取肿瘤标本，肿瘤组织充分取材，根据肿瘤大小、浸润深度、不同质地和颜色等区域分别取材，肿瘤浸润最深处至少取 1 块全层肿瘤厚度肿瘤及肠壁组织，以判断肿瘤侵犯的最深层次。仔细观察浆膜受累情况，当肿瘤临近或侵犯浆膜时，取材可疑侵犯浆膜的区域，以便镜下准确判断浆膜受累情况。切取能够显示肿瘤与邻近黏膜关系的组织。

（2）切取远侧、近侧手术切缘，推荐切取系膜、环周切缘，对于可疑系膜、环周切缘阳性的病例，建议按手术医师用墨汁标记的部分切取。尽量对不同切缘区分区标记。

（3）切除标本如果包含回盲部或肛管、肛门，应当于回盲瓣、齿状线、肛缘取材。如果肿瘤已累及上述部位，应切取能充分显示病变程度对组织块。常规取材阑尾（如有）。

（4）行中低位直肠癌根治术时需要完整切除直肠系膜，推荐病理医师对手术标本进行系统检查及评价，包括系膜的完整性、环周切缘是否有肿瘤侵犯。病理检查是评估直肠系膜完整性最直观的手段。

（5）淋巴结：包埋所有检出对淋巴结，较大淋巴结应剖开包埋，未经新辅助治疗的根治术标本应至少取 12 枚淋巴结。

（6）新辅助治疗后的直肠癌手术标本，须仔细观察原肿瘤部位的改变并进行记录。如果仍然有较明显的肿瘤，按常规进行取材。如果肿瘤较小或者肉眼无法直接观察到，需根据治疗前肠镜等的描述将原肿瘤所在范围全部取材。

2. 取材后标本处理原则和保留时限

（1）剩余标本的保存：取材剩余组织保存在标准固定液中，并始终保持充分的固定液量和甲醛浓度，避免因标本干枯或固定液量不足或甲醛浓度降低而导致组织腐烂，以备根据镜下的观察诊断需求而随时进行补充取材，也便于在病理诊断报告签发后接到临床反馈信息时复查大体标本或补充取材。

（2）剩余标本处理时限：建议在病理诊断报告签发 2 周后，未接收到临床反馈信息，未发生因外院会诊意见分歧而要求复审等情形后，按照医院相关规定处理。

（3）有条件的单位建议低温保存新鲜组织，供进一步研究使用。

3. 标本固定标准

（1）固定液：推荐使用 10% 中性缓冲福尔马林固定液，避免使用含有重金属的固定液。

（2）固定液量：必须为所固定标本体积的 5 ～ 10 倍。

（3）固定温度：正常室温。

（4）固定时间：标本应尽快剖开固定，离体到开始固定的时间不宜超过 30 min。手术标本必须规范化剖开固定。建议由病理医师进行手术切除、标本剖开和固定。推荐内镜下切除标本或活检标本固定时间为 6 ～ 48 h；手术标本固定时间为 12 ～ 48 h。

第九节　开腹手术 / 腹腔镜探查

当具有以下情况，建议进行开腹手术 / 腹腔镜探查。

（1）经过各种诊断手段尚不能明确诊断且高度怀疑大肠癌。

（2）出现肠梗阻，进行保守治疗无效。

（3）出现可疑肠穿孔。

（4）保守治疗无效的下消化道大出血。

第十节　基因检测

基因检测包括粪便和癌组织的癌基因、癌基因产物的检测。临床研究数据显示，大肠癌患者往往存在 *p53*、*KRAS* 基因的高表达，部分患者存在 *KRAS* 基因和 *BRAF* 基因的突变。除了前述基因，《结直肠癌分子生物临床检测中国专家共识》还推荐可以进行 *HER2*、*NTRK*、*PIK3CA* 等基因的检测。基因检测为大肠癌的临床诊断提供依据的同时，也为临床治疗方案的制订提供了有效参考。

第三章

大肠癌治疗精要

第一节　西医治疗

一、外科治疗

（一）手术治疗原则

参照国家卫生健康委员会《中国结直肠癌诊疗规范（2020 年版）》，大肠癌的手术治疗应遵循以下原则。

（1）全面探查，由远及近。必须探查并且记录肝脏、胃肠道、子宫及附件、盆底腹膜，以及相关肠系膜和主要血管旁淋巴结和肿瘤邻近器官的情况。

（2）推荐常规切除足够的肠管，清扫区域淋巴结，并且进行整块切除，建议常规清扫两站以上淋巴结。

（3）推荐锐性分离技术。

（4）推荐遵循无瘤手术原则。

（5）对已失去根治性手术机会的肿瘤，如果患者无出血、梗阻、穿孔症状或压迫周围器官引起相关症状，则根据多学科会诊评估确定是否需要切除原发灶。

（6）结肠新生物临床诊断高度怀疑恶性肿瘤及活检报告为高级别上皮内瘤变，如果患者可耐受手术，建议行手术探查。

（二）术前评估和准备

1.术前评估

（1）一般情况和耐受情况评估：大肠癌患者在进行手术前，应对患者的一般情况和对手术的耐受情况进行全面的评估，评估内容包括病史采集和体格检查，尤其是对患者术前的营养状况、心肺功能进行评估。对合并呼吸系统、循环系统基础疾病或其他系统严重基础疾病的患者，应对并发疾病进行有效评估，必要时可请相关科室进行会诊，评估患者对手术耐受情况。

（2）大肠癌病灶评估：除了需要对大肠癌的临床分期进行全面的评估，术前还应注重对肿瘤定位和其他周围组织、器官受侵犯情况的评估。对不伴肠梗阻的患者应完善结肠镜检查，全面了解病变位置、数目，避免漏诊。对病灶较小的患者，术前建议行结肠镜下定位，防止术中无法探查、确认到肿瘤位置。对病灶较大，可能有周围组织、器官受侵犯的患者，应结合影像学检查结果，评估膀胱、输尿管、前列腺、十二指肠、胰腺等的受侵犯情况，以制订合理的手术计划。

2.术前准备

良好的术前准备能有效调整患者生理、心理状态，尽可能纠正并发疾病，提高患者围手术期安全性，降低围手术期并发症发生率。

（1）肠道准备：术前肠道准备包括机械清洁、饮食控制以及口服肠道抑菌药物。通常让患者提前 1～2 d 开始进食半流质饮食，术前 1 d 口服导泻药以做好肠道准备，伴肠梗阻患者不可口服导泻药。口服肠道抑菌药物可根据实际情况采用，其对降低术后感染的作用有一定争议。

（2）造口相关准备：对可能行肠造口的大肠癌患者，术前应向患者及其家属说明造口的必要性，指导患者了解造口的护理知识。

（3）水和电解质准备：较多大肠癌患者，尤其是伴不完全性梗阻患者都存在不同程度的水和电解质紊乱，除外急诊手术，术前应给予静脉补液积极纠正水和电解质紊乱。

（4）纠正贫血：对伴严重贫血的大肠癌患者，术前应给予红细胞悬液等纠正贫血。

（5）抗感染准备：大肠癌手术切口多为Ⅱ、Ⅲ类，可能污染手术部位引起感染。临床上通常会预防性使用抗菌药物，包括第一代、第二代头孢菌素等。一般在术前 30 min 使用，若手术时间超过 3 h 或成人出血量超过 1 500 ml，应在术中追加应用一次抗菌药物。

（6）纠正低蛋白血症：对存在低蛋白血症的大肠癌患者，应给予营养支持，必要时补充蛋白质以纠正低蛋白血症。

（三）手术治疗

1. 结肠癌的手术治疗

1）早期结肠癌（$T_1N_0M_0$）的手术治疗

对早期结肠癌（$T_1N_0M_0$），建议采用内镜下切除、局部切除或肠段切除术。侵犯黏膜下层的浅浸润癌可以考虑行内镜下切除，决定行内镜下切除前，需要仔细评估肿瘤的大小、浸润深度、肿瘤分化程度等。局部切除标本须经由手术医师展平、固定，标记方位后送病理检查。术前内镜超声检查属于 T_1 或者局部切除术后病理证实为 T_1，如果切除完整、切缘（包括基底）阴性且具有良好预后的组织学特征（如分化程度良好、无脉管浸润），则无论是广基还是带蒂肿瘤，都不推荐再行手术切除。如果具有预后不良的组织学特征或者非完整切除，标本破碎，切缘无法评价，推荐追加肠段切除术加区域淋巴结清扫。

如行内镜下切除或局部切除必须满足以下要求。

（1）肿瘤大小＜ 3 cm。

（2）肿瘤侵犯肠周＜30%。

（3）切缘距离肿瘤＞3 mm。

（4）肿瘤可活动、不固定。

（5）仅适用于 T_1 期肿瘤。

（6）分化程度为高、中分化。

（7）治疗前影像学检查无淋巴结转移征象。

2）$T_{2 \sim 4}N_{0 \sim 2}M_0$ 结肠癌的手术治疗

（1）首选的手术方式是相应结肠肠段的切除加区域淋巴结清扫。区域淋巴结清扫必须包括肠旁、中间和系膜根部淋巴结。建议标示系膜根部淋巴结并送病理学检查；如果怀疑清扫范围以外的淋巴结、结节有转移，推荐完整切除，无法切除者视为姑息切除。

（2）家族性腺瘤性息肉病如发生癌变，根据癌变部位，行全结直肠切除加回肠直肠端吻合术或全结直肠切除加回肠造口术。尚未发生癌变者可根据情况选择全结直肠切除或者肠管节段性切除。对于林奇综合征患者，应在与患者充分沟通的基础上，在全结直肠切除与节段切除结合肠镜随访间做选择。

（3）肿瘤侵犯周围组织、器官者，建议联合脏器整块切除。术前影像学检查报告为 T_4 的结肠癌，可行术前化疗或放、化疗，再行结肠切除术。

（4）行腹腔镜辅助的结肠切除术建议由有腹腔镜手术经验的外科医师根据情况酌情调整。

（5）对已经引起梗阻的可切除结肠癌，推荐行Ⅰ期切除吻合，或Ⅰ期肿瘤切除近段造口远端闭合，或造口术后Ⅱ期切除，或支架置入后限期切除。如果肿瘤局部晚期无法切除，建议给予包含手术在内的姑息性治疗，如短路手术、近端造口术、支架置入术等。

2. 直肠癌的手术治疗

1）早期直肠癌（$T_1N_0M_0$）的手术治疗

早期直肠癌（$T_1N_0M_0$）的手术治疗处理原则与早期结肠癌（$T_1N_0M_0$）

相同，局部切除标本必须由手术医师展平、固定，标记方位后送病理检查。早期直肠癌（$T_1N_0M_0$）如经肛门切除（非经内镜下或者腹腔镜下）必须满足以下要求。

（1）肿瘤大小< 3 cm。

（2）肿瘤侵犯肠周< 30%。

（3）切缘距离肿瘤> 3 mm。

（4）肿瘤可活动、不固定。

（5）距肛缘 8 cm 以内。

（6）仅适用于 T_1 期肿瘤。

（7）分化程度为高、中分化。

（8）治疗前影像学检查无淋巴结转移征象。

2）$T_{2\sim4}N_{0\sim2}M_0$ 直肠癌的手术治疗

$T_{2\sim4}N_{0\sim2}M_0$ 直肠癌推荐行根治性手术治疗。中上段直肠癌推荐行低位前切除术；低位直肠癌推荐行腹会阴联合切除术或慎重选择保肛手术。中下段直肠癌切除必须遵循直肠癌全系膜切除原则，尽可能锐性游离直肠系膜。尽量保证环周切缘阴性，对可疑环周切缘阳性者，应追加后续治疗。肠壁远切缘距离肿瘤 1 ～ 2 cm、直肠系膜远切缘距离肿瘤≥ 5 cm，或切除全直肠系膜，必要时可行术中冰冻切片病理学检查，确定切缘有无肿瘤细胞残留。在根治肿瘤的前提下，尽可能保留肛门括约肌功能、排尿功能和性功能。治疗原则如下。

（1）切除原发肿瘤，保证足够切缘，远切缘至少距肿瘤远端 2 cm。下段直肠癌（距离肛门< 5 cm）远切缘距肿瘤 1 ～ 2 cm 者，建议术中冰冻切片病理学检查证实切缘阴性。直肠系膜远切缘距离肿瘤下缘≥ 5 cm 或切除全直肠系膜。

（2）切除直肠系膜内淋巴、脂肪组织以及可疑阳性的侧方淋巴结。

（3）尽可能保留盆腔自主神经。

（4）术前影像学提示 $cT_{3\sim4}$ 和（或）N^+ 的局部进展期中下段直肠癌，建议行术前放化疗或术前化疗。术前放化疗与手术的间隔时间：见放化疗部分。

（5）肿瘤侵犯周围组织器官者争取联合器官切除。

（6）合并肠梗阻的直肠新生物，临床高度怀疑恶性，而无病理学诊断，不涉及保肛问题，对于可耐受手术的患者，建议剖腹探查。

（7）对于已经引起肠梗阻的可切除直肠癌，推荐行 I 期切除吻合，或 Hartmann 手术，或造口术后 II 期切除，或支架植入解除梗阻后限期切除。I 期切除吻合前推荐行术中肠道灌洗。如估计术后发生吻合口漏的风险较高，建议行 Hartmann 手术或 I 期切除吻合及预防性肠造口。

（8）如果肿瘤局部晚期不能切除或患者不能耐受手术，推荐给予姑息性治疗，包括选用放射治疗来处理不可控制的出血和疼痛、近端双腔造口术、支架植入来处理肠梗阻以及支持治疗。

（9）术中如有明确肿瘤残留，建议放置金属夹作为后续放疗的标记。

（10）行腹腔镜辅助的直肠癌根治术建议由有腹腔镜手术经验的外科医师根据具体情况实施手术。

3. 特殊类型大肠癌的手术治疗

（1）多原发癌：指肿瘤病灶之间距离超过 5 cm，排除一处病灶为另一处病灶的转移癌或复发癌，排除继发于家族性腺瘤性息肉病或溃疡性结肠炎。在结直肠不同部位同时诊断或诊断时间相距不超 6 个月发生 2 个以上的癌称同时性多原发癌，肿瘤相距 6 个月以上于结直肠不同部位出现，称异时性多原发癌。由于结直肠是多原发癌的好发部位，故在诊断大肠癌时需考虑存在多原发癌的可能性，术前应尽可能完成全结肠镜检查，对于存在梗阻无法进镜至回盲部的患者，应结合 CT 等影像学检查，评估多原发癌的可能性，术中应仔细探查全结肠防止漏诊第二甚至第三原发癌。术后应积极复查结肠镜，及早发现第二原发癌。多原发癌治疗和第一原发癌相同，对于有根治手术指征的患者，应根据患者病变部位，决定肠段切除的范围，尽可能多地保留正常肠段，改善患者术后生存质量，但对于切除多个肠段的患者，应注意中间残留肠段的血供，防止术后出现吻合口漏或吻合口坏死等并发症。

（2）梗阻性大肠癌：梗阻性大肠癌是肠梗阻的常见原因。对于梗阻性大肠癌的患者，应尽快手术。手术目的是解除梗阻，尽可能切除病灶。如果患者一般情况良好，病灶又可切除时，可行Ⅰ期切除，根据患者肠道条件、一般情况，决定是否行Ⅰ期吻合。若患者一般情况较差，局部病变严重，可行近端肠管造口术。

（3）穿孔性大肠癌：大肠癌穿孔可以发生在任何部位，常伴有严重腹腔污染，可造成严重腹膜炎，并可导致脓毒血症、感染性休克、多脏器功能衰竭等一系列并发症，治疗难度大，死亡率高。其治疗以手术治疗为主，一经确诊，应立即手术，有资料显示发病至手术间隔时间越长，围手术期死亡率越高。穿孔性大肠癌患者由于严重感染及脓毒血症，常并存生命体征不稳定及严重内环境紊乱，其手术方案选择应兼顾肿瘤的根治及患者内环境的维护。进腹后应尽快探明穿孔部位，首先缝合穿孔部位或用 0.9% 氯化钠溶液纱布包裹穿孔部位，阻断腹腔污染源，并使用大量温0.9% 氯化钠溶液冲洗腹腔，减少毒素吸收。对于一般情况较好，血流动力学稳定的患者，可行Ⅰ期根治性切除，因患者腹腔污染较重，一般不建议行Ⅰ期吻合。对于一般情况较差，无法耐受根治性手术的患者，可行单纯造口手术。对于该类患者切不可为追求根治性手术而增加患者创伤，选择合适的、创伤较小的处理方式可以提高患者生存率。

二、内科治疗

大肠癌内科治疗的总原则是必须明确治疗目的，确定属于术前治疗、术后辅助治疗或者姑息性治疗；必须在全身治疗前完善影像学基线评估，同时推荐完善相关基因检测。在治疗过程中必须及时评价疗效和不良反应，并在多学科指导下根据患者病情及体力评分适时地进行治疗目标和药物及剂量的调整。重视改善患者生存质量及并发症处理。

（一）大肠癌的术前治疗

1. 直肠癌的新辅助治疗

新辅助治疗的目的在于提高手术切除率，提高保肛率，延长患者无病生存期。推荐新辅助放化疗仅适用于距肛门＜ 12 cm 的直肠癌。

（1）直肠癌术前治疗推荐以氟尿嘧啶类药物 5-FU 为基础的新辅助放化疗。

（2）$T_{1\sim2}N_0M_0$ 或有放化疗禁忌的患者推荐直接手术，不推荐新辅助治疗。

（3）T_3 和（或）N^+ 的可切除直肠癌患者，原则上推荐术前新辅助放疗（具体放疗适应证参见放射治疗章节）；也可考虑在多学科联合会诊（MDT）讨论后行单纯新辅助化疗，后根据疗效评估决定是否联合放疗。

（4）T_4 期或局部晚期不可切除的直肠癌患者，必须行术前新辅助放化疗。治疗后必须重新评价，多学科联合会诊讨论是否可行手术。新辅助放化疗中，化疗方案推荐首选卡培他滨单药或持续灌注 5- 氟尿嘧啶（5-FU）或者 5-FU/LV（亚叶酸钙），在长程放疗期间同步进行化疗。

（5）对于不适合放疗的患者，推荐多学科联合会诊讨论决定是否行单纯的新辅助化疗。

2. T_{4b} 期结肠癌的术前治疗

（1）对于初始局部不可切除的 T_{4b} 结肠癌，推荐化疗或化疗联合靶向治疗方案。必要时，在多学科联合诊疗讨论后决定是否增加局部放疗。

（2）对于初始局部可切除的 T_{4b} 结肠癌，推荐多学科联合会诊讨论决定是否行术前化疗或直接手术治疗。

3. 大肠癌肝转移和（或）肺转移的治疗

大肠癌患者合并肝转移和（或）肺转移，转移灶为可切除或者潜在可切除，多学科联合会诊讨论决定是否采取术前化疗或化疗联合靶向药物治疗。靶向药物包括：西妥昔单抗（推荐用于 *KRAS*、*NRAS*、*BRAF* 基因野生型患者），或联合贝伐珠单抗。化疗方案推荐 CapeOX（卡培他滨＋奥沙利铂），或者 FOLFOX（奥沙利铂 +5-FU+ 醛氢叶酸），或者 FOLFIRI（伊立替康 +5-FU+ 醛氢叶酸），或者 FOLFOXIRI（奥沙利铂 + 伊立替康 + 氟尿嘧啶 + 醛氢叶酸）。建议治疗时限 2 ～ 3 个月。治疗后必须重新评价，并考虑是否可行局部毁损性治疗，包括手术、射频和立体定向放疗。

（二）大肠癌的术后治疗

大肠癌的辅助治疗应根据患者原发部位、病理分期、分子指标及术后恢复状况来决定。推荐术后 4 周左右开始辅助化疗（体质差者适当延长），化疗时限 3 ～ 6 个月。在治疗期间应该根据患者体力情况、药物毒性、术后病理分期和患者意愿，酌情调整药物剂量和（或）缩短化疗周期。有放化疗禁忌的患者不推荐辅助治疗。

1. I 期（T1N0M0）大肠癌

不推荐术后辅助治疗。

2. II 期结肠癌的辅助治疗

II 期结肠癌，应当确认有无以下高危因素：组织学分化差（III 或 IV 级）且为错配修复正常（pMMR）或微卫星稳定（MSS）、T_4、血管淋巴管浸润、术前肠梗阻 / 肠穿孔、标本检出淋巴结不足（< 12 枚）、神经侵犯、切缘阳性或无法判定。

（1）无高危因素者，建议随访观察，或者单药氟尿嘧啶类药物化疗。

（2）有高危因素者，建议辅助化疗。化疗方案推荐选用以奥沙利铂为基础的 CapeOX 或 FOLFOX 方案或者 5- FU/LV、卡培他滨，治疗时间 3 ～ 6 个月。

（3）如肿瘤组织检查为错配修复缺陷（dMMR）或高水平微卫星不稳定（MSI-H），不建议术后辅助化疗。

3. II 期直肠癌建议辅助放疗

具体内容见"放射治疗"部分。

4. III 期大肠癌的辅助化疗

III 期大肠癌患者，推荐辅助化疗。化疗方案推荐选用 CapeOX、

FOLFOX 方案、单药卡培他滨、5–FU/LV 方案。如为低危患者（$T_{1\sim3}N_1$）也可考虑 3 个月的 CapeOX 方案辅助化疗。

5. 直肠癌辅助放化疗

$T_{3\sim4}$ 或 $N_{1\sim2}$ 期距肛缘 < 12 cm 的直肠癌，推荐术前行新辅助放化疗，如术前未行新辅助放化疗，根据术后病理情况决定是否行辅助放化疗，其中化疗推荐氟尿嘧啶类药物为基础的方案，放疗方案请参见"放射治疗"部分。

6. 不推荐药物

目前不推荐在辅助化疗中使用伊立替康、替吉奥、雷替曲塞及靶向药物。

（三）复发/转移性大肠癌全身系统治疗

目前，治疗晚期或转移性大肠癌使用的化疗药物：5– FU/LV、伊立替康、奥沙利铂、卡培他滨、曲氟尿苷替匹嘧啶和雷替曲塞。靶向药物包括西妥昔单抗（推荐用于 KRAS、NRAS、BRAF 基因野生型患者）、贝伐珠单抗、瑞戈非尼和呋喹替尼。

（1）在治疗前推荐检测肿瘤 KRAS、NRAS、BRAF 基因及微卫星状态。

（2）联合化疗应当作为能耐受化疗的转移性大肠癌病的一、二线治疗。推荐以下化疗方案："FOLFOX/ FOLFIRI± 西妥昔单抗"（推荐用于 KRAS、NRAS、BRAF 基因野生型患者），"CapeOX/FOLFOX/FOLFIRI/± 贝伐珠单抗"。对于肿瘤负荷大、预后差或需要转化治疗的患者，如一般情况允许，也可考虑" FOLFOXIRI± 贝伐珠单抗"的一线治疗。对于 KRAS、NRAS、BRAF 基因野生型需转化治疗的患者，也可考虑" FOLFOXIRI+ 西妥昔单抗"治疗。

（3）原发灶位于右半结肠癌（回盲部到脾曲）的预后明显差于左半结肠癌和直肠癌（自脾曲至直肠）。对于 KRAS、NRAS、BRAF 基因野生型患者，一线治疗右半结肠癌中贝伐珠单抗联合化疗的疗效优于西妥昔单抗联合化疗，而在左半结肠癌和直肠癌中西妥昔单抗联合化疗疗效优于贝伐珠单抗联合化疗。

（4）三线及三线以上治疗患者推荐瑞戈非尼或呋喹替尼或参加临床

试验，也可考虑曲氟尿苷替匹嘧啶。瑞戈非尼可根据患者病情及身体情况，调整第一周期治疗初始剂量。对在一、二线治疗中没有选用靶向药物的患者也可考虑"西妥昔单抗 ± 伊立替康"治疗（推荐用于 *KRAS*、*NRAS*、*BRAF* 基因野生型患者）。

（5）一线接受奥沙利铂治疗的患者，如二线治疗方案为"化疗 ± 贝伐珠单抗"时，化疗方案推荐 FOLFIRI 或改良的"伊立替康 + 卡培他滨"。对于不能耐受联合化疗的患者，推荐方案为 5-FU/LV 或"卡培他滨单药 ± 靶向药物"。不适合 5-FU/ LV 的晚期大肠癌患者可考虑雷替曲塞治疗。

（6）姑息治疗 4 ～ 6 个月后疾病稳定但仍然没有 R0 手术机会的患者，可考虑进入维持治疗（如采用毒性较低的 5-FU/LV 或卡培他滨单药或联合靶向治疗或暂停全身系统治疗），以降低联合化疗的毒性。

（7）对于 *BRAFV600E* 突变患者，如果一般状况较好，可考虑"FOLFOXIRI+ 贝伐珠单抗"的一线治疗。

（8）对于 dMMR 或 MSI-H 患者，根据患者的病情及意愿，经多学科联合会诊可考虑行免疫检查点抑制剂治疗。

（9）晚期患者若一般状况或器官功能状况很差，推荐最佳支持治疗。

（10）如果转移局限于肝和（或）肺，参考大肠癌转移治疗部分。

（11）大肠癌术后局部复发者，推荐进行多学科联合会诊，判定能否有机会再次切除、放疗或消融等局部治疗，以达到无肿瘤证据状态。如仅适于全身系统治疗，则采用上述晚期患者的药物治疗原则。

（四）局部治疗

晚期患者在上述常规治疗不适用的前提下，可以选择局部治疗，如介入治疗、瘤体内注射、物理治疗或者中医治疗。

（五）最佳支持治疗

最佳支持治疗应该贯穿于患者的治疗全过程，建议多学科综合治疗。

最佳支持治疗推荐涵盖下列方面。

1. 疼痛管理

准确完善疼痛评估，综合合理措施治疗疼痛，推荐按照疼痛三阶梯治疗原则进行，积极预防、处理镇痛药物的不良反应，同时关注病因治疗。重视患者及家属疼痛教育和社会精神心理支持，加强沟通、随访。

2. 营养支持

建议常规评估营养状态，给予适当的营养支持，倡导肠内营养支持。

3. 精神心理干预

建议有条件的地区由癌症心理专业医师进行心理干预和必要的精神药物干预。

三、放射治疗

（一）直肠癌放射治疗适应证

直肠癌放疗的主要模式为新辅助/辅助放疗、根治性放疗、转化性放疗和姑息放疗。新辅助放疗的适应证主要针对Ⅱ～Ⅲ期中低位直肠癌（肿瘤距肛门< 12 cm）：长程同步放化疗（CRT）结束后，推荐间隔 5 ～ 12 周接受根治性手术；短程同步放化疗（SCRT）联合即刻根治性手术（在放疗完成后 1 周手术）推荐用于 MRI 或超声内镜诊断的可手术切除的 T_3 期直肠癌；而短程放疗联合延迟根治性手术，且在等待期间加入新辅助化疗的模式，则推荐用于具有高危复发因素的Ⅱ～Ⅲ期直肠癌患者。辅助放疗主要推荐用于未行新辅助放疗，术后病理分期为Ⅱ～Ⅲ期且为高危局部复发的直肠癌患者。不具备放疗设备和条件的医疗单位，对需要术前或术后放疗的患者，应推荐至有放疗设备和条件的医疗单位做放疗。

低位直肠癌有强烈保肛意愿的患者，可先放化疗，如果肿瘤对放化疗敏感，达到临床完全缓解，可考虑等待观察；未达临床完全缓解，建议行根治性手术。对于复发/转移但具有根治机会的直肠癌患者，如直肠病灶局部复发且切除困难，在之前未接受放疗的前提下，可考虑局部放疗使之转化为可切除病灶再行手术切除；直肠癌姑息放疗的适用范围为肿瘤局部区域复发和（或）远处转移灶，或某些不能耐受手术者，无法通过放疗或综合治疗达到治愈效果。在结肠癌姑息切除手术后，也可考虑放疗。

1. Ⅰ期直肠癌放疗

Ⅰ期直肠癌局部切除术后，有高危因素者，推荐行根治性手术（高危因素详见外科治疗部分）；如因各种原因无法进一步行根治性手术，建议术后行放疗。

2. Ⅱ～Ⅲ期直肠癌新辅助放化疗

推荐根据肿瘤位于直肠的位置，并结合 MRI 提示的复发危险度进行分层治疗，具体见表3-1。

表3-1　Ⅱ～Ⅲ期直肠癌新辅助放化疗分层治疗推荐

Ⅱ～Ⅲ期直肠癌复发危险度分层	处理方式	推荐级别
低危组，满足以下全部条件：病变≤$cT_{3a/b}$；$cN_{0～2}$（非癌结节）；直肠系膜筋膜（MRF）（－）；肿瘤位于直肠后壁；肠壁外血管侵犯（EMVI）（－）	直接行全直肠系膜切除（TME）手术；TME 手术质量评估；根据手术病理决定术后辅助治疗	推荐
	如外科无把握做到高质量TME手术，行术前CRT联合延迟手术/SCRT联合即刻手术	推荐
中危组，MRF（－）且满足以下任一条或多条：$cT_{3c/d}$；极低位病变；$cN_{1～2}$（癌结节）；EMVI（＋）	术前CRT联合延迟手术/SCRT联合即刻手术	推荐
高危组，满足以下任一条或多条：cT_3伴MRF（＋）；cT_4；肛提肌受侵；侧方淋巴结（＋）	术前CRT联合延迟手术/SCRT 序贯新辅助化疗后延迟手术	推荐
体弱及老年患者或有不能耐受CRT的严重并发症患者	SCRT后延迟手术	推荐

3. Ⅱ～Ⅲ期直肠癌辅助放化疗

未行新辅助放化疗且术后病理学诊断为Ⅱ～Ⅲ期的直肠癌，依据 TME 手术质量、环周切缘（CRM）状态、肿瘤距肛缘距离等予以分层治疗推荐，具体见表 3-2。

表3-2　Ⅱ～Ⅲ期直肠癌辅助放化疗分层治疗推荐

Ⅱ～Ⅲ期直肠癌辅助放化疗危险分层	处理方式	推荐级别
满足以下任一条件：CRM≤1 mm；pT_{4b}；pN_2且TME质量差/直肠系膜缺损；病理Ⅱ～Ⅲ期但是无法评价TME手术质量；靠近MRF的神经浸润；病理Ⅱ～Ⅲ期但无法评价CRM状态	术后同步放化疗	推荐
满足以下全部条件：CRM为1～2 mm；环周梗阻型肿瘤	术后同步放化疗	推荐
满足以下全部条件：TME质量好/直肠系膜光滑完整；$pT_{1\sim3}$或腹膜反折上方的 pT_{4a}；$pN_{0\sim1}$；CRM＞2 mm	术后同步放化疗	不推荐

4. 等待观察策略

对于保留肛门括约肌有困难的低位直肠癌（cT_1N_0、cT_2N_0、$cT_{3\sim4}$ 或 N^+），如患者有强烈保肛意愿，建议行术前同步放化疗，如果放化疗后获得临床完全缓解（cCR）可采取等待观察策略。cCR 的评价时间建议在同步放化疗后 8～12 周，并且建议每 1～2 个月随访，持续 1～2 年。cCR 的评价项目强烈推荐包括直肠指诊、肠镜、直肠 MRI、血 CEA 水平，所有项目均需达到 cCR 评判标准，具体见表 3-3。

表3-3　临床完全缓解评判标准

评价项目	临床完全缓解标准
直肠指诊	未触及明确肿物，肠壁柔软
肠镜	未见明确肿瘤残存，原肿瘤区域可仅见黏膜白斑和（或）毛细血管扩张
盆腔MRI	仅可见纤维化，未见残存肿瘤或者淋巴结

续表

评价项目	临床完全缓解标准
血CEA水平	正常

5. Ⅳ期直肠癌

对于转移病灶可切除或潜在可切除的Ⅳ期直肠癌,建议化疗±原发病灶放疗或手术切除;若放疗,可在放疗后4周重新评估可切除性;转移灶必要时行立体定向放疗或姑息减症放疗。

6. 局部区域复发直肠癌

局部区域复发患者,若既往接受盆腔放疗,建议行术前同步放化疗,放化疗后重新评估,并争取手术切除;若既往接受过盆腔放疗,应谨慎评估二程放疗的高风险,建议多学科联合会诊决定治疗方案。

（二）直肠癌放射治疗规范

根据医院具有的放疗设备选择不同放射治疗技术,推荐采用三维适形或调强放疗技术,相比二维放疗技术具有更好的剂量覆盖、均匀性、适形性,并降低邻近危及器官的受量,从而降低放疗相关不良反应发生率,增加患者对放疗耐受性。推荐CT模拟定位,如无CT模拟定位,必须行常规模拟定位。如果强调放疗,必须进行计划验证。局部加量可采用术中放疗、腔内照射或外照射技术。放射性粒子植入治疗不推荐常规应用。

1. 三维造形及调强放疗定位

（1）定位前准备:推荐定位前1小时排空膀胱后饮水以使膀胱充盈。

（2）体位和体膜固定:可采用仰卧位或俯卧位,热塑体膜固定。推荐行直肠癌术前放疗或低位前切除术后放疗者,为明确肛缘的位置可在肛门口放置铅点标记;推荐直肠癌腹会阴联合切除术（APR）后的放疗患者,用细铅丝标记会阴部瘢痕。

（3）模拟CT:CT扫描的范围建议上界自第2～3腰椎水平,下界至股骨上中 1/3 段，层厚 5 mm，建议患者不过敏的前提下行静脉造影增强扫描，以清楚显示肿瘤和血管。接受术前放疗者，推荐有条件的医疗中心同时应用 MRI 定位。CT/MRI 融合有助于明确肿瘤范围，以便更精确地进行靶区勾画。

2. 照射范围及靶区定义

大体肿瘤体积（GTV）指通过临床检查手段确定的大体肿瘤；临床靶区（CTV）包括 GTV 以及原发肿瘤高危复发区域和区域淋巴引流区，必须进行照射；计划靶区（PTV）由 CTV 外扩形成，包括 CTV 本身，并涵盖照射中器官运动和日常摆位等不确定因素。

（1）原发肿瘤高危复发区域：包括肿瘤/瘤床、直肠系膜区和骶前区。放射野推荐包括肿瘤/瘤床及 2～5 cm 的安全边缘。

（2）区域淋巴引流区：包括直肠系膜区、髂内血管淋巴引流区和闭孔血管淋巴引流区。T_4 期肿瘤侵犯前方结构时可照射髂外血管淋巴引流区。

（3）有肿瘤和（或）残留者，全盆腔照射后局部缩野加量照射，同时须慎重考虑肠道受照射剂量。

（4）危及器官定义：盆腔内的小肠、结肠、膀胱、双侧股骨头、男女外生殖器和女性会阴为直肠癌术前/术后放疗区域内的危及器官，建议勾画并给予照射剂量与体积的限定。

（5）盆腔复发病灶的放疗：既往无放疗史，建议行复发肿瘤及高危复发区域放疗，可考虑肿瘤局部加量放疗。既往有放疗史，根据情况决定是否放疗。

（6）具体的靶区勾画与危及器官定义，建议参考放射治疗专业书籍。

3. 放射剂量及分割模式

无论使用常规照射技术还是三维适形放疗或调强放疗等技术，都必须有明确的照射剂量定义方式。三维适形照射和调强放疗必须应用体积剂量定义方式，常规照射推荐应用等中心点的剂量定义模式。

1）术前新辅助放疗分割模式

术前新辅助放疗主要有如下两种剂量及分割模式。

（1）短程放疗模式，即推荐原发肿瘤和高危区域给予 5 Gy×5 次放疗。短程放疗分割模式不适合于 MRF 阳性或 T_4 期的直肠癌患者（即初始不能达到 R_0 切除或无法切除的局部晚期直肠癌）。短程放射治疗＋即刻 TME 手术的方法，SCRT 前必须经过多学科联合会诊讨论，与外科手术医生充分沟通（放疗与手术时间的衔接）。

（2）长程放化疗模式：推荐对原发肿瘤和高危区域照射 DT 45.0～50.4 Gy，每次 1.8～2.0 Gy，共 25～28 次；放疗过程中同步给予 5-FU 或卡培他滨单药化疗。长程放化疗模式适合于所有 Ⅱ～Ⅲ期直肠癌患者，有利于肿瘤的充分退缩。术前放疗如采用其他剂量分割方式，有效生物剂量（BED）必须 ≥ 30 Gy。

2）术后辅助放化疗剂量

对于术前未行放疗的 Ⅱ～Ⅲ期患者，推荐术后对瘤床和高危区域给予 DT 45.0～50.4 Gy，每次 1.8～2.0 Gy，共 25～28 次；放疗过程中同步给予 5-FU 或卡培他滨单药化疗。对于术后有肿瘤残存或切缘阳性者，建议行 2 次手术；如果患者不能行 2 次手术或拒绝 2 次手术，建议在全盆腔照射后局部缩野追加照射剂量 DT 10～20 Gy，有肠管在靶区内的情况下不推荐同步加量的方式；并且必须考虑肠道受照射剂量，尤其是放射野内的小肠／结肠的剂量（必须 ≤ DT60 Gy）。

4. 新辅助放疗与手术间隔时间推荐

新辅助放疗与手术间隔时间根据新辅助放疗的疗程进行不同的推荐。短程放疗（5 Gy×5）后 1 周手术（短程放疗即刻手术模式）或 6～8 周手术（短程放疗延迟手术模式）。长程放化疗后建议 5～12 周手术。

（三）直肠癌放化疗联合的原则

1. 同步化疗方案

1）长程放疗期间同步化疗方案

长程放疗期间同步化疗方案推荐氟尿嘧啶类单药，具体有以下3种。

（1）卡培他滨825 mg/m²，每天2次，每周5 d，建议放疗日口服。

（2）5-FU 225 mg·m⁻²·d⁻¹，放疗期间持续静脉滴注，每天24 h，每周5～7 d。

（3）5-FU 400 mg·m⁻²·d⁻¹+LV 20 mg·m⁻²·d⁻¹，在放疗第1周和第5周的第1～4天静脉推注。

2）双药联合方案可能会增加肿瘤消退概率，但证据级别较低，不建议临床研究以外使用。

3）临床应用不建议贝伐珠单抗、西妥昔单抗、帕尼单抗等靶向药物加入直肠癌术前同步放化疗中。

4）短程放疗不建议同期应用化疗及靶向治疗药物。

2.同步放化疗或短程放疗与手术间隔期加入化疗的模式

局部晚期直肠癌，特别是疗前评估 MRF 阳性或 T_{4b} 期或侧方淋巴结转移的患者，在长程同步放化疗或短程放疗之后，可根据多学科意见，有计划地根据肿瘤退缩情况进行化疗，之后再进行手术，以增加肿瘤退缩的程度。化疗方案可采用 FOLFOX、CapeOX 或卡培他滨单药方案，建议间隔期化疗2～6个疗程。

3.术后辅助放化疗和辅助化疗的顺序

Ⅱ～Ⅲ期直肠癌根治术后，需要追加盆腔放疗者，推荐先行同步放化疗再行辅助化疗或先行1～2个周期辅助化疗、同步放化疗再行辅助化疗的夹心治疗模式。对于切缘阴性，且 pN_2 的患者，也可以考虑先行辅助化疗再行同步放化疗模式。

4.大肠癌转移病灶的放疗

大肠癌转移灶的放疗推荐多个学科的医生共同讨论，最终制订出最合理的治疗方案。一般根据以下几方面判断。

（1）转移灶大小、个数、具体部位。

（2）患者接受其他治疗的情况。

（3）转移器官如肝脏本身的功能状态。

（4）其他部位肿瘤的控制情况：大肠癌转移灶的放疗主要的获益是可以减轻局部症状，对数目少或者孤立的病灶起到根治作用。

四、靶向治疗

（一）大肠癌分子生物学特点

一般情况下，增殖区是腺体的底层，细胞能向上层迁移，而后突出于黏膜表面。在大肠癌早期，结肠上皮细胞从腺体底层向上层运动过程中无法抑制 DNA 的合成，增加了细胞增殖能力，使增殖区扩大，腺体中布满 S 期细胞，当细胞复制、分化失常，也就开始了大肠癌变的过程。大肠癌的发生涉及多基因改变和多阶段致癌过程，已有研究证实，大肠癌的发生先后出现了 *APC* 基因、*MCC* 基因突变、*KRAS* 基因的改变、错配修复基因失活、*DCC* 基因缺失、*p53* 基因突变和缺失等。报道显示，在良性肿瘤转变为恶性肿瘤过程中，至少有 4 个基因发生改变，虽然其改变是有先后顺序的，但最重要的是其改变的累积作用。

靶向治疗，即在细胞分子水平上，针对已明确的致癌位点（可以是肿瘤细胞内部的蛋白质分子或基因片段）设计相应的治疗药物，药物进入体内会特异性地与致癌位点相结合发生作用，使肿瘤细胞特异性死亡而不影响周围正常组织细胞的治疗方法。目前靶向治疗进展期大肠癌已经取得了显著的进展，现简述如下。

1.针对大肠癌区域新生血管的靶向治疗

恶性肿瘤的生长、转移与肿瘤区域新生血管密切相关，新生血管是肿瘤生长和生存的物质基础，肿瘤需要新生血管为其提供营养和排出代谢废物。抑制肿瘤的新生血管生长对治疗肿瘤具有积极影响。研究显示，当肿瘤生长到 2 cm 时，就开始分泌血管内皮生化因子（VEGR），促进肿瘤区域毛细血管生长。随后，以肿瘤新生血管为靶向的治疗策略逐渐成为肿瘤研究领域的重要方向之一。

新生血管生成是非常复杂的多步骤过程，有大量细胞因子参与调控，其中 VEGF 是新生血管形成中起核心作用的正向调节因子。因此，抗 VEGF 的治疗是抗肿瘤新生血管生成的焦点，包括 VEGF 偶联毒素、抗 VEGF 单克隆抗体、干扰 VEGF 的多肽、抑制 VEGF 受体信号转导以及可溶性 VEGF 抗体等药物。

（1）贝伐珠单抗：贝伐珠单抗是一种重组人源化单克隆抗体，2004 年被美国食品药品监督管理局（FDA）批准和化疗联用用于大肠癌的一线治疗。贝伐珠单抗选择性靶向 VEGF-A，抑制其与血管内皮生长因子受体（VEGFR）的结合，干扰肿瘤细胞增殖、迁移，抑制血管生成活性，并抑制与凋亡有关的新生血管生成的信号级联反应。VEGF 依赖和非依赖途径内的遗传变异被认为和贝伐珠单抗的应答以及转移性疾病进展有关，但多项数据表明种系遗传多态性和患者预后具有显著相关性，体细胞突变在预测贝伐珠单抗疗效中的作用的相关研究较少。

（2）阿柏西普：阿柏西普是由 VEGFR1 和 VEGFR2 胞外域 VEGF 结合部分、具有阻断 VEGF 通路作用的胎盘生长因子（PIGF）以及人 IgG1 中可结合 VEGF-A、VEGF-B 配体的可结晶片段部分组合而成的血管生成抑制剂。FDA 和欧洲药品管理局分别于 2011 年和 2012 年批准阿柏西普上市。由于阿柏西普是 VEGF、PIGF 配体的陷阱，则在编码这些靶点和相关级联的基因突变中可能是良好的耐药候选生物标志物，但该论点有待更多的研究证实。

（3）瑞戈非尼：瑞戈非尼是 FDA 批准用于大肠癌的三线治疗多激酶抑制药物，显示出了在 VEGF 级联下游较广泛细胞靶点上的抗血管生成活性，包括 VEGFR1、VEGFR2 和 VEGFR3，血小板衍生生长因子受体，转染过程中基因重排，盘状结构域受体 2，成纤维细胞生长因子受体以及 BRAF 等。瑞戈非尼在多中心联合随机三期临床试验中被证实了用于大肠癌治疗，患者在总生存期上的获益。

（4）雷莫西尤单抗：雷莫西尤单抗是一种特异性靶向 VEGFR2 的人单克隆抗体，通过阻断 VEGF 配体和受体的结合发挥抑制新生血管生成的目的。一项双盲、多中心三期研究中，1 072 例大肠癌患者按 1∶1 随机接受 FOLFIRI 联合雷莫西尤单抗与 FOLFIRI 联合安慰剂的治疗，FOLFIRI 联合雷莫西尤单抗治疗的患者获得了显著生存优势。尽管雷莫西尤单抗已用于临床，但缺乏更多数据支持和预测药物有效性相关的基因型。

（5）其他：除了上述已被批准用于治疗进展期大肠癌的抗血管生成剂外，还有几种以 VEGF/VEFGR 为靶点的药物在研究中。例如法米替尼，一种多靶向酪氨酸激酶抑制剂（TKI），靶向 VEGFR2、VEGFR2、干细胞因子受体、原癌基因 *RET* 以及 FMS 样酪氨酸激酶受体等；尼达尼布，一种新型三通路抑制剂，以平衡方式靶向 VEGFR1、VEGFR2、VEGFR3 以及 PDGF 受体等；其他的小分子（TKI）如西地尼布、舒尼替尼等的研究形势暂时并不理想。

2. 针对肿瘤细胞的靶向治疗

表皮生长因子受体（EGFR）作为酪氨酸激酶受体，与肿瘤的增殖、血管生成、转移和抗凋亡等有关。据研究，EGFR 和外来配体结合后自动磷酸化，形成二聚体，激活下游信号转导通路，活化 PI3K 和 MAPK 通路，发挥生物学效应。针对 EGFR 的靶向治疗，能阻断信号转导通路活化，从而发挥治疗作用。目前临床上以 EGFR 为靶点的药物多为竞争性抑制表皮生长因子（EGF）及其配体所诱导的系统活化类药物。该方面的治疗策略包括针对 EGFR 的胞外单抗和阻断胞内 TKI。临床常用药物如下。

（1）西妥昔单抗：西妥昔单抗是一种 DNA 重组单克隆抗体，能选择性地结合 EGFR 的胞外域，亲和力比内源性配体高 5 ～ 10 倍，通过 EGFR 通路抑制肿瘤生长。西妥昔单抗于 2004 年被 FDA 批准为 *KRAS* 基因野生型大肠癌的一线靶向药物。肿瘤 *KRAS* 基因突变被公认为是 EGFR 抑制剂疗效的决定性因素。西妥昔单抗抗肿瘤作用机制主要体现在以下方面：①通过抑制 EGFR 与配体结合，抑制生长因子激活细胞有丝分裂信号的下传，从而抑制肿瘤细胞增殖；②上调细胞周期抑制蛋白的表达，抑制细胞进入 DNA 合成期；③上调促凋亡基因 *BAX* 的表达，抑制抗凋亡基因 *BCL-2* 的表达，诱导肿瘤细胞发生程序化死亡；④抑制基质金属蛋白酶（MMPs）的表达和活性，减少肿瘤细胞浸润、转移；⑤抑制促血管生成因子如 VEGF 等的产生，减少新生血管数量，从而阻碍肿瘤发展。西妥昔单抗的临床应用，使大肠癌患者获得了总生存期和中位生存期的收益。

（2）帕尼单抗：帕尼单抗在 2006 年被 FDA 批准用于治疗在氟尿嘧啶、伊立替康或奥沙利铂为基础化疗后进展的大肠癌患者。帕尼单抗是 EGFR 胞域外的 IgG$_2$ 人单克隆抗体，其靶向通路与西妥昔单抗相同，因此有学者指出，预测西妥昔单抗有效性的遗传标志物也适用于帕尼单抗。

3. 针对信号转导的靶向治疗

（1）以 MAPK 激酶通路为靶点的靶向治疗：MAPK/ERK 轴是应答上游 RAS 和 RAF 激活信号参与细胞周期调控的通路。在抗 EGFR 单克隆抗体治疗过程中可出现 RAS/RAF 突变，并代表了一种获得性耐药的机制，抗 EGFR 治疗与 MAPK 激酶（MEK）抑制剂结合可能是一种有前途的治疗策略以对抗大肠癌治疗中西妥昔单抗或帕尼单抗有效性的丧失。一种 MEK1/2 抑制剂联合西妥昔单抗的 I 期研究表明联合给药，患者的耐受性良好，并能产生抗肿瘤活性。为了更好地理解 RAS 状态在 MEK/EGFR 双通路阻断中的作用，正在进行的一项 I b/ II 期研究根据既往抗 EGFR 治疗和 RAS 状态，将 90 例大肠癌患者分为 4 个组，使其接受帕尼单抗联合比尼替尼的治疗，该研究还未获得结果。MEK 通路阻断也已被用于多激酶抑制的情况以增强对大肠癌患者的预后有负面影响的 BRAF^{V600E} 突变的疗效。该研究显示了阳性的临床疗效，包括 12% 部分缓解、2% 完全缓解和 56% 疾病稳定。到目前为止，尚未有 MEK 抑制剂被批准用于治疗大肠癌，但正在进行的临床研究的初步结果是令人鼓舞的，其提出了潜在的新的治疗策略以代表靶向治疗中主要挑战之一的 RAS/RAF 突变肿瘤。

（2）以 PIK3/AKT 通路为靶点的药物：PIK3CA 多肽是 EGFR 通路的下游效应分子，在肿瘤中常发生突变。PIK3CA 基因由调节亚基（p58）

和催化亚基（p110）组成，在部分大肠癌病例中发生突变，外显子9（*E542K*、*E545K*）和20（*HI047R*）的突变与下游信号的结构性活化有关。因为*PIK3CA*基因外显子20的活化突变，通过刺激AKT轴可导致抗EGFR的治疗耐药，这些频率相对较高的突变或许可以部分解释为什么此*KRAS*野生型大肠癌患者仍不能对EGFR单克隆抗体起效。靶向PI3K和PI3K/mTOR通路的一些有前途的分子靶向药物正被评估在进展期大肠癌中是否能改善大肠癌患者的治疗。Buparlisib（BKM120）是一种口服、在肺癌中显示抗肿瘤活性的PAN Ⅰ类PI3K制剂，目前正在评估其在大肠癌中潜在的临床应用价值。另一个分子靶向药物是Alpelisib（BYL719），一种Ⅰ类PI3K催化亚基p110的选择性口服抑制剂。目前Alpelisib已被初步证实了抗肿瘤活性，其在进展期大肠癌中的治疗效果正在临床研究阶段。

4. 其他分子靶向治疗药物

（1）COX-2抑制剂：COX-2是前列腺素合成过程中的一个重要限速酶，能将花生四烯酸代谢成各种前列腺素产物。大肠癌组织常见前列腺素E_2和COX-2表达增高。COX-2的过度表达影响机体体内抗肿瘤免疫机制效应、细胞撕裂原信号、细胞凋亡及肿瘤转移潜能。尽管临床使用COX-2抑制剂对心血管有一定危害，COX-2抑制剂中的塞来昔布仍获得了FDA批准上市，用来治疗家族性腺瘤性息肉病。

（2）基质金属蛋白酶（MMPs）抑制剂：MMPs不但在多种肿瘤细胞上过表达，而且在肿瘤周围组织激活的间质细胞上也大量表达。MMPs功能复杂，既能降解细胞外基质从而促进肿瘤细胞侵袭、转移，又能抑制肿瘤细胞凋亡、促进新生血管生成。有学者认为抑制MMPs能发挥抑制肿瘤浸润、转移的作用，然而较多临床试验显示，MMPs抑制剂用于大肠癌患者并未获得显著生存收益，也未能改善患者生存状态。这提示我们可能需要对大肠癌中过表达的MMPs分子进行细分，然后单独靶向抑制，也许才能确定不同MMPs在大肠癌进程中的具体效用。

五、宁养医疗

（一）疼痛的概念

疼痛是组织损伤或潜在的组织损伤引起的一种不愉快的感觉和情感体验。疼痛是患者的主观感受，医护人员无法根据自己的临床经验对患者对疼痛强度做出论断。数据显示，20%～50%的癌症患者经历过疼痛，晚期癌症患者疼痛发生率可达75%，其中中、重度疼痛占40%～50%，剧烈疼痛占25%～30%。世界卫生组织（WHO）提出三阶梯癌痛治疗原则后，临床实施以来，80%～90%癌痛患者得到缓解。对患者来说，疼痛不但是机体面对刺激或疾病的信号，也是影响生存质量的重要因素之一。就医护人员而言，疼痛既是反映疾病或创伤的机制，也是疾病或创伤表现出来的症状。急性疼痛通常伴随内分泌、代谢、免疫等改变，慢性疼痛则常常伴随生理、心理以及社会功能等改变。

疼痛可依据持续时间、病理学特征进行分类，除此以外还有特殊类型的疼痛。

1. 依据疼痛持续时间分类

疼痛依据持续时间可以分为急性疼痛和慢性疼痛。

（1）急性疼痛：急性疼痛在短时间内存在，通常发生于伤害性刺激后。急性疼痛是一系列复杂而不愉快的感受，知觉和情感上的体验，伴随自主的、心理的行为反应。一般在2～3周疼痛即可消失，如扭伤痛、牙痛、术后疼痛。

（2）慢性疼痛：慢性疼痛是疼痛时间持续超过1个月，超过急性病的一般进程，或者超过受伤愈合的合理时间，或与引起持续疼痛的慢性病理过程有关，或者是经过数月或数年的间隔时间后疼痛复发。目前一般认为慢性疼痛持续时间超过3个月。其特点是：无法预测结束时间；经常越来越严重；经常发展到占据患者所有注意力；经常传递消极消息。长期的慢性疼痛会导致患者出现焦虑、抑郁、恐惧等负面情绪。急性疼痛与慢性疼痛的比较见表 3-4。

表3-4　急性疼痛与慢性疼痛的比较

项目	急性疼痛	慢性疼痛
持续时间	短暂	持续超过3个月
对患者的意义	积极的（引起患者对损伤或疾病的注意）	消极的（无目的的生活）
伴随症状	瞳孔放大、出汗增加、呼吸增快、心跳加快、血液从内脏分流至肌肉、代偿功能改变	无自主神经功能改变、睡眠紊乱、食欲减退、性欲减退、兴趣缺乏、肌肉紧张、性格改变、嗜睡、便秘

2. 依据病理学特征

（1）伤害感受性疼痛：伤害感受性疼痛可分为内脏性疼痛、躯体性疼痛。

内脏性疼痛是由于空腔器官平滑肌痉挛、空腔器官膨胀、缺血、炎症或化学刺激等所致肠系膜受到牵拉、压迫或扭转导致的疼痛。其特点为定位模糊，大多数感受到的疼痛面积明显比原有的内脏面积大，而且当疼痛更加强烈时，感受到疼痛的躯体面积也更大。疼痛往往表现为钝痛，伴有骨骼肌的收缩和痉挛，可持续较长时间；也可伴有自主神经反射的表现，如心动过速、血压升高、出汗等。另外，内脏性疼痛根据不同脏器可表现不同区域的牵涉痛。

躯体性疼痛是指壁腹膜受到刺激产生的痛觉。躯体痛与体表疼痛发生机制相同，仅有脊神经而无内脏传入神经参与。脊神经的感觉纤维分布于壁腹膜、肠系膜根部及后腹膜，病变侵袭上述神经末梢时疼痛反映到该脊髓节段所支配的皮肤区域。躯体性疼痛的部位一般比较明显，定位相对较准确，疼痛的程度常常比较重。

（2）神经病理性疼痛：神经病理性疼痛由周围神经系统或中枢神经系统的功能障碍或损伤所致，它也与交感神经系统的过度活动有关。神经病理性疼痛伴有皮肤感觉障碍，可以现为烧灼样、电击样、枪击样，也可表现为麻木、酸胀或疼痛感觉过敏。

3. 特殊类型疼痛

（1）反射性疼痛：反射性疼痛为神经支配的血管运动功能障碍导致的疼痛，肌肉收缩对伤害感受器产生刺激，所导致的疼痛又加重肌肉收缩，此类疼痛常见于神经营养不良综合征，镇痛药物对此类疼痛的疗效较差。

（2）心因性疼痛：心因性疼痛受负面情绪的精神影响表现为躯体疼痛。

（3）传入神经阻滞痛：传入神经阻滞痛因失去与中枢神经系统的连接而产生的疼痛，如幻肢痛。

（二）疼痛评估

在晚期大肠癌患者中，引起疼痛的原因大多是综合性的因素。疼痛评估是缓解疼痛治疗的关键因素之一。评估疼痛是进行疼痛治疗方案确定和实施的第一步骤。医护人员必须对疼痛进行全面、仔细的评估，包括发生疼痛的病理过程；牵涉疼痛现象，引起疼痛的原因和疼痛的强度，同时需要评估患者的心理状态，以及是否需要临床心理医生的帮助。开始治疗后医护人员必须对镇痛治疗的效果再次确认或修正，并对镇痛药物不良反应进行评估，评估再评估是提高镇痛疗效的前提。

1. 接受及相信患者主诉

疼痛是患者的主观感受，评估患者是否有疼痛感或疼痛的严重程度主要依靠患者的主诉。故医护人员要主动询问患者的疼痛治疗史，倾听患者的感受，相信患者关于疼痛感受的叙述。

2. 正确评估大肠癌及其分期

了解患者大肠癌发病和诊断过程，包括大肠癌发病位置、病变范围等，了解治疗方法、治疗经过、大肠癌目前控制情况；大肠癌治疗导致的问题和不良反应；患者对治疗的期望和目标。

3. 进行详细、准确的疼痛评估

详细、准确地评估疼痛包括了解大肠癌和疼痛病史、疼痛性质、疼痛程度、疼痛带来的影响、镇痛治疗情况以及相关检查结果等。

4. 从不同层面进行疼痛评估

疼痛是综合性因素所致，因此在对患者进行评估时，应从生理、心理、社会等不同层面让患者描述其感受，了解患者完整的疼痛感受以及疼痛对患者生存质量的影响等。

5. 疼痛评估工具

目前临床上常用的疼痛评估工具如下。

（1）语言评估量表：即由患者主诉疼痛的程度分级法，是应用最广泛的5分强度量表，即分为无、轻、中、重和剧烈疼痛。

（2）数字分级法：即把疼痛分为0～10分，每间隔疼痛是相等的，随着数字增加，疼痛程度加重。

（3）视觉模拟评分法：该评分法易于患者完成，没有直接定量的名词，评价者可以按照患者意愿进行精细化区分。视觉模拟评分法的两个端点相当于经受的最小和最大疼痛的极端，中间无记号，避免了在分类量表上使用间隔平均的潜在难点。

（4）疼痛前度评分 Wong-Baker 面部表情分级法：疼痛影响面部表情，Wong-Baker 面部表情分级法用图画的形式将面部表情从高兴到极其痛苦分为6个等级。这6个等级分别为：0为非常愉快，无疼痛；1为有一点疼痛；2为轻微疼痛；3为疼痛较明显；4为疼痛较严重；5为剧烈疼痛，而且伴随哭泣。该法只需看到图谱指出自己目前疼痛所代表的面部表情即可，适合用于任何年龄，没有特定的文化背景或性别要求，容易掌握，不需任何附加设备，对评估急性疼痛以及老人、小儿、表达能力丧失者的疼痛特别适用。

对主观陈述的症状的任何测定，能反映主观体验，都有发生偏差的可能。为了减少这类偏差可以采用多种评估量表进行评估，临床上经常是数字分级法和视觉模拟评分法同时进行评估，从而获得相对客观的数据。

6.持续地评估、记录疼痛控制的疗效

疼痛治疗过程中需要持续评估疼痛的发作、治疗效果和转归并及时准确记录疼痛评估的结果。患者的癌症病情镇痛治疗效果及不良反应存在较大个体差异。持续、动态评估，有利于监测疼痛病情变化、镇痛治疗疗效及不良反应，有利于确定和调整镇痛药物，以获得理想的镇痛效果。

（三）癌痛药物治疗

1.WHO 三阶梯癌痛治疗原则

1）非创伤性给药，口服首选

口服吗啡具有无创、方便、安全经济等优点。随着镇痛新剂型研究及患者不同病情对给药途径的不同需求，除口服以外，其他无创伤性途径应用日趋广泛，如芬太尼透皮贴剂。若患者有吞咽困难、严重呕吐或胃肠梗阻，可以首先给予芬太尼透皮贴剂或其他直肠给药，必要时选择输液泵连续皮下注射途径给药。

2）阶梯给药

按阶梯用药是指镇痛药物的选择应根据疼痛程度由轻到重，按顺序选择不同强度的镇痛药物。轻度疼痛：非甾体类抗炎药（以布洛芬、双氯芬酸钠为代表，第一阶梯）。中度疼痛：弱阿片类药物（以可待因为代表，第二阶梯）± 非甾体类抗炎药 ± 辅助药物。重度疼痛：强阿片类药物（以吗啡为代表，第三阶梯）非甾体类抗炎药 + 辅助药物。

（1）非甾体类抗炎药：非甾体类抗炎药是治疗癌痛的基本药物。此

类药物对轻度疼痛尤其是骨和软组织疼痛治疗效果肯定，可合并阿片类药物治疗提高镇痛疗效。肿瘤生长会产生炎性因子，并对邻近组织产生机械性压迫刺激作用，邻近组织受影响产生前列腺素、缓激肽和 5- 羟色胺，进一步对周围组织产生刺激作用。非甾体类抗炎药通过阻断前列腺素的合成，发挥解热镇痛及抗炎作用，无耐药性及药物依赖性。常用于治疗癌痛的非甾体类抗炎药包括布洛芬、双氯芬酸钠、塞来昔布等。

（2）阿片类镇痛药：阿片类镇痛药是一类能消除或减轻疼痛并改变对疼痛情绪反应的药物。有研究显示慢性疼痛患者长期应用阿片类药物时，成瘾的发生率极低。阿片类药物的镇痛作用机制是多途径的。外周神经有阿片受体，阿片类药物可与位于脊髓背角感觉神经元上的阿片受体结合，抑制 p 物质的释放，从而阻止疼痛传入脑内；阿片类药物也可作用于大脑和脑干的疼痛中枢，发挥下行疼痛抑制作用。阿片类药物分类方法较多，按来源药物可分为天然阿片类、半合成衍生物（如双氢可待因）和合成的阿片类镇痛药。合成药物分为四类，即苯丙吗啡烷类（哌替啶、芬太尼）、吗啡喃类（左啡诺）、苯异吗啡烷类（喷他佐辛）和苯甲烷类（美沙酮）。按受体阿片类药物可分为 μ、κ、δ 受体激动剂。按药理学，阿片类镇痛药可分为激动剂（吗啡、芬太尼）、激动 - 拮抗剂（喷他佐辛）、部分激动剂（丁丙诺啡）和拮抗剂（纳洛酮）。按阿片类药物镇痛强度，可分为强阿片类药物（吗啡、芬太尼等）、弱阿片类药物（可待因、曲马多等）。

3）按时用药

按时用药即患者在特定时间内用药，反之，按需给药指在患者有镇痛需求时使用镇痛药物。慢性持续疼痛需要有规律地按时使用镇痛药物，维持平稳有效的血药浓度，有利镇痛，减少药物不良反应。

4）个体化给药

对于癌痛患者，阿片类药物没有理想的标准用药剂量，能使癌痛患者的疼痛缓解的剂量就是正确的剂量。因此，阿片类药物用药剂量需要个体化，而且个体化剂量可能相差极大。较多患者由于镇痛药物剂量不足，疼痛未完全缓解或加剧时，应增加镇痛药物基础剂量而并不是任意改变给药时间。

2. 阿片类药物给药剂量

（1）初始剂量：第 1 天，给予固定剂量吗啡 5～10 mg，每日 6 次。解救剂量为吗啡 2.5～5.0 mg，2～4 h 给药 1 次。第 2 天，给予总固定剂量 = 前日总固定剂量 + 前日总解救量（总固定剂量分 6 次口服，每 4 h 给药 1 次）。解救剂量 = 当日总固定剂量 ×10%。

根据具体情况逐日调整剂量，直至疼痛得以控制后改用等效剂量控制阿片类药物。

（2）阿片类药物维持剂量：根据患者不同疼痛程度，阿片类药物的维持剂量按照个体剂量增加百分比不同。疼痛强度 2～3，增加阿片类药物剂量 25%；疼痛强度 4～6，增加阿片类药物剂量 25%～50%；疼痛强度 7～10，增加阿片类药物剂量 50%～100%。

（四）大肠癌患者特殊类型疼痛治疗

1. 骨痛

骨骼是癌症转移常见部位。骨转移的主要症状是疼痛。因此骨转移患者的镇痛治疗必须了解。单用阿片类药物镇痛有时疗效并非十分理想。合理配合放疗及其他药物治疗则有可能获得较好的镇痛效果。在使用阿片类药物镇痛治疗同时可考虑以下几种方法。

（1）放疗：适合于骨转移病灶局限，可以一次或分数次进行，一般在放疗后 2 周即可见效。放疗一方面可以控制疼痛，另一方面能降低病理性骨折的发生风险。

（2）双膦酸盐：双膦酸盐能有效抑制破骨细胞活性而减少骨吸收，具有减轻骨痛作用，常用双膦酸盐药物包括氯膦酸盐、帕米膦酸盐、唑来膦酸盐等，通常为静脉注射给药。

（3）同位素治疗：对那些难以从放疗获益的多发性骨转移疼痛患

者，可以考虑进行同位素治疗。

2.神经病理性疼痛

阿片类药物治疗此类疼痛效果较差。建议考虑加用以下药物。

（1）抗抑郁类药物：抗抑郁类药物除抗抑郁作用外还有镇痛作用，可用于治疗各种慢性疼痛综合征。此类药物包括三环类抗抑郁药如阿米替林、选择性 5- 羟色胺再摄取抑制剂和单胺氧化酶抑制剂。目前用于治疗慢性疼痛的主要为三环类抗抑郁药。

（2）皮质类固醇药物：如果是神经根或神经干受压迫所致的疼痛，建议使用皮质类固醇药物，如地塞米松。

（3）抗惊厥类药物：抗惊厥类药物是治疗神经病理性疼痛比较有效的药物，对尖锐刺痛、烧灼样或电击样疼痛有明显缓解作用。目前临床上用于镇痛较多的抗惊厥类药物包括卡马西平、加巴喷丁、丙戊酸钠等。

第二节　中医治疗

一、单纯中医治疗原则

适应人群：不适合或不接受手术、放疗、化疗、靶向治疗的大肠癌患者。

治疗原则：扶正祛邪。

治疗目的：控制肿瘤生长，减轻患者症状，提高生存质量，延长生存时间。

治疗方法：中药注射剂 + 口服中成药 ± 辨证汤剂 ± 中医其他疗法。

治疗周期：通常 2 个月为一个治疗周期。

二、治疗方法

单纯中医治疗，辨证分型采用第二章 第一节"中医辨证分型"中"单纯中医治疗阶段"下的分型。

1. 湿热瘀滞

治疗原则：清利湿热，行气化瘀。

中药汤剂：葛根芩连汤合膈下逐瘀汤加减。

药物组成：葛根、黄芩、黄连、炙甘草、五灵脂、当归、川芎、桃仁、牡丹皮、赤芍、乌药、延胡索、香附、红花、枳壳。

辨证加减：腹胀腹痛甚者加槟榔、枳实；痛引两肋者加郁金、柴胡；便血者加血余炭、三七炭、地榆炭、槐花。

2. 肝肾阴虚

治疗原则：滋补肝肾，清泻肠热。

中药汤剂：知柏地黄汤加减。

药物组成：知母、黄柏、熟地黄、山药、山茱萸、茯苓、牡丹皮、泽泻。

辨证加减：尿赤、急躁易怒者加黄芩、栀子、龙胆草。

3. 气血两虚

治疗原则：补气养血。

中药汤剂：八珍汤加减。

药物组成：人参、白术、茯苓、当归、白芍、熟地黄、川芎、甘草。

辨证加减：形寒肢冷者，加淫羊藿、鹿茸。

4. 脾肾阳虚

治疗原则：温补脾肾。

中药汤剂：附子理中汤合四神丸。

药物组成：附子、人参、白术、炮姜、肉豆蔻、补骨脂、五味子、吴茱萸、茯苓、甘草、大枣。

辨证加减：大便泻下无度者，加诃子、罂粟壳；里急后重者，加槟榔、白芍、木香。

三、中成药治疗

单纯中医治疗以扶正祛邪为主要治疗原则，选择中成药应注意兼顾。目前获批能用于抗大肠癌治疗的中成药主要包括以下品种。

1. 祛邪

（1）复方苦参注射液：清热利湿，散结止痛。能控制肿瘤发展，改善造血功能，增强机体免疫力，缓解疼痛。

（2）华蟾素注射液 / 胶囊 / 口服液：清热解毒，散消癥结。能控制肿瘤发展，提高机体免疫力，延缓疾病进程。

（3）西黄丸：清热解毒，消肿散结。能改善大肠癌临床症状，提高生存质量，缓解疾病进程。

（4）参莲胶囊 / 颗粒：清热解毒，活血化瘀，软坚散结。能控制肿瘤发展，延缓疾病进程。

（5）鸦胆子油乳注射液 / 软胶囊 / 口服液：清热燥湿，解毒消癥。能控制肿瘤发展，改善造血功能，缓解脑转移等。

2. 扶正

（1）康艾注射液：益气扶正。能增强机体免疫，延缓疾病进程，改善化疗导致的白细胞水平低下等。

（2）参芪扶正注射液：益气扶正。能调节免疫，缓解气虚证。

（3）健脾益肾颗粒 / 冲剂：健脾益肾。能调节免疫，缓解乏力、腰膝酸软等症。

（4）贞芪扶正胶囊 / 颗粒：补气养阴。能调节免疫，缓解食欲减退、乏力、气阴不足等症。

3.扶正祛邪

（1）康莱特注射液：益气养阴，消癥散结。能控制肿瘤进展，延缓疾病进程。

（2）复方斑蝥胶囊：破血消癥，攻毒蚀疮。能控制肿瘤进展，延缓疾病进程，缓解毒瘀互结。

（3）平消胶囊：活血化瘀，散结消肿，解毒止痛。能提高机体免疫力，控制肿瘤进展。

四、中医其他治法

（一）中药外治法

中药外治法指将药物加工为散剂、膏剂、洗剂、灌肠剂、栓剂、糊剂等，涂敷、粘贴、灌导、撒布于病灶上或穴位上的方法。应根据辨证施治原则选取相应的方药加以配置。应用如下。

1.中药灌肠

中药灌肠是将中药液从肛门灌入或导入肠道，发挥治疗作用的一种外治方法。其方法简单、方便，通过辨证与辨病相结合用药，能发挥局部治疗疾病的作用。

1）中药灌肠治疗出血

药物组成：生大黄、地榆炭各 15 g，三七、五倍子各 10 g，白花蛇舌草、藤梨根各 30 g。

功能主治：收敛止血。

用法用量：浓煎至 100 ml，取汁，用纱布过滤，装入输液瓶中，使温度保持在 38 ～ 41℃，根据病变位置，导管插入肛门 15 ～ 30 cm，滴药速度 为 30 ～ 40 滴 /min，每晚睡前灌肠，1 剂 / 次，1 次 /d，10 d 为一个疗程。

2）中药灌肠配合化疗

药物组成：白花蛇舌草 30 g、虎杖、半枝莲、炒地榆各 20 g，山慈菇

15 g、炒大黄 6 g、延胡索 10 g。

功能主治：减轻化疗副作用。

用法用量：煎取 100 ml 药液，早、晚用 50 ml 注射器、橡皮导尿管灌肠，温度以 38℃为宜，1 剂 / 日，疗程随化疗。

3）中药灌肠治疗大肠癌性肠梗阻

药物组成：生大黄（后下）10 g，芒硝 9 g，枳实 12 g，厚朴 15 g，白花蛇舌草 30 g，半枝莲 30 g。

功能主治：泻热通便解毒。

用法用量：煎取 100 ～ 150 ml 药液，温度以 39 ～ 41℃为宜，导管插入肛门 15 ～ 20 cm，快速导入，2 次 /d。

中药灌肠过程中的注意事项包括：①结肠、直肠和肛门手术后或大便失禁患者不宜采用该法；②操作前必须了解清楚患者病变部位，选择正确的灌肠体位和肛管插入深度；③应选用小号肛管，采取小压力、低药量以减轻对肛门对刺激；为了促进药物吸收，操作前须排空大便，必要时可以先做不保留灌肠；④中药用量在 200 ml 以内，小剂量中药液灌肠时要加倍稀释以促进吸收；⑤肛管采用一次性用品，灌肠筒、洗具等用后要规范消毒。

2. 中药贴敷

1）行气通腑

穴位：神阙、双涌泉。

药物：行气通腑膏。生大黄粉 100 g，厚朴粉 100 g，冰片研末 20 g，以食醋搅拌为糊状，分装为每盒 10 g。

功效：防治因化疗或口服吗啡制剂导致的便秘。

用法：将穴位处皮肤洗净，将行气通腑膏 2 g 摊在磁疗贴上，然后立即贴到神阙、双涌泉，经 4 ～ 6 h 揭去，1 次 /d，中病即止。

2）降逆止吐

穴位：神阙、双足三里。

药物：降逆止吐膏。半夏、茯苓、白豆蔻、泽泻，各药粉按 1∶1∶1∶1

的比例混合，然后用生姜汁、蜂蜜调如膏状。

功效：防治化疗引起的呕吐。

用法：将穴位处皮肤洗净，将降逆止吐膏2g摊在磁疗贴上，然后立即贴到神阙、双足三里，经4～6h揭去，1次/d，中病即止。

3. 中药泡洗

中药泡洗指的是将来中药和水盛到器械中，浸泡身体或身体某部位，利用水温对经络、皮肤对刺激以及中药药物的透皮吸收以疏经通络，达到调节免疫、改善疾病症状的目的。

药物组成：黄芪60g，地龙15g，土鳖虫10g，全蝎10g，川乌15g，水蛭10g，红花30g，附子40g。

功效：可有效预防奥沙利铂化疗引起的神经毒性。

用法用量：中药煎取2 000 ml药液，水温38℃，放到腿浴治疗器中，浸泡四肢，40 min/次，1次/d，每周连续使用5 d，疗程随化疗。

注意事项：①有出血症状，如咯血、便血、脑出血，及活动性肺结核者禁止使用；②有皮肤溃烂和过敏者慎用。③水温不宜超过40℃，以30～38℃为宜。

4. 中药坐浴

中药坐浴指将煎取的中药液放于坐浴盆进行坐浴的方法，能疏经通络、促进血液循环以改善局部和全身的功能，达到行气活血、止痛的目的。

药物组成：黄柏60g，苦参30g，紫花地丁60g，蒲公英60g，制乳香30g，制没药30g，五倍子15g，莲房30g，槐花15g，地榆15g，大黄25g，蛇床子15g，防风15g。

功效：清热止疡。可用于低位直肠癌术后吻合口炎。

用法用量：中药煎取2 000 ml药液，1 000 ml/次，2次/d，1剂/d，水温37℃，每次30 min，10 d为一个疗程。

注意事项：①肛门、结肠和直肠术后或大便失禁缓患者禁用；②中药液温度要适宜，不能过热烫伤皮肤，也不能过冷而产生不良刺激，以

30 ～ 40℃为宜。

（二）针灸

针法和灸法合称为针灸。针法是将毫针对准穴位刺入患者体内，运用捻、转、提、插等针刺手法来达到治病目的的治疗方法。灸法是将燃烧的艾绒按一定穴位熏灼皮肤，利用热刺激来治疗疾病的方法。已有临床研究证实，针灸可改善大肠癌患者临床症状、减轻不良反应、缓解疼痛等。这里主要介绍 3 种针刺法。

1. 促进肠蠕动

穴位：上巨虚、内关、足三里。

功效：促进肠蠕动，用于大肠癌根治术患者术后促进肠蠕动恢复。

方法：自大肠癌根治术后第 1 天开始，采用电针治疗仪，将电针针刺在上述穴位，电针治疗仪输出功率调为 1 挡，输出波为连续波，每日早、晚各针刺 1 次，每次每位针刺 15 min。

2. 止痛

穴位：手阳明、足厥阴。耳部的阿是穴。

功效：止痛。用于大肠癌本身或治疗导致的神经源性疼痛。

方法：采用 75% 酒精消毒耳针和手阳明、足厥阴腧穴局部，将针直刺入手阳明、足厥阴腧穴 0.7 mm，持续 30 min，以局部微痛为度。

3. 提高机体免疫

穴位：足三里、内关、上巨虚、三阴交、合谷、太冲、太溪、阳陵泉、阴陵泉。

功效：提高大肠癌患者免疫功能。

方法：同上止痛中常规针刺，也可加用电针。2 次 /d，每次每穴针刺15 min。

注意事项：①饥饿、精神紧张、过度劳累患者不宜行针刺；②胸、背穴位应浅刺或斜刺，有重要血管的部位均不应深刺，应避免大幅度的捻、转、提、插，注意嘱咐患者在针刺时不可随意转动体位；③局部皮肤有瘢痕、溃烂者不宜针刺。

第三节　中西医结合治疗

一、中西医结合治疗原则

中西医结合治疗大肠癌是近年来恶性肿瘤治疗领域的重要课题，中西医各自有各自的诊疗体系、思维方式和诊疗特点，科学合理的结合才能提供更好的医疗效果。对于接受手术、化疗、放疗、靶向治疗且具备治疗条件的大肠癌患者，可采用中西医结合的治疗方式。参考国内多项专家共识和指南，现将中西医结合治疗大肠癌的治疗分为以下4种。

1. 中医防护治疗

适应人群：围手术期、放疗、化疗、靶向治疗的大肠癌患者。

治疗原则：扶正为主。

治疗目的：改善症状，促进机体的功能恢复，提高生存质量，减轻手术、放疗、化疗、靶向治疗等引起的不良反应。

治疗方法：辨证汤剂 ± 口服中成药 ± 中药注射剂 ± 中医其他疗法。

治疗周期：围手术期或与放疗、化疗、靶向治疗等同步进行。

2. 中医加载治疗

适应人群：有并发症，不能耐受多种药物联合化疗而选择单药化疗患者。

治疗原则：祛邪为主。

治疗目的：提高化疗的疗效。

治疗方法：中药注射剂 ± 辨证汤剂 ± 口服中成药 ± 中医其他疗法。

治疗周期：与化疗同步。

3. 中医巩固治疗

适应人群：手术后无须辅助治疗或已完成辅助治疗的患者。

治疗原则：扶正祛邪。

治疗目的：防止复发转移，改善症状，提高生存质量。

治疗方法：辨证汤剂 ± 口服中成药 ± 中药注射剂 ± 中医其他疗法。

治疗周期：3 个月为一个治疗周期。

4. 中医维持治疗

适应人群：放疗、化疗后疾病稳定的带瘤患者。

治疗原则：扶正祛邪。

治疗目的：控制肿瘤生长、转移，延缓疾病进展或推后下一阶段放疗、化疗的时间，提高生存质量，延长生存期。

治疗方法：中药注射剂 ± 辨证汤剂 ± 口服中成药 ± 中医其他疗法。

治疗周期：2 个月为一个治疗周期。

二、中西医结合辨证治疗

中西医结合治疗要采取辨病与辨证相结合的原则，根据不同的病理类型、不同的西医治疗背景、不同的临床表现，对于接受手术、放疗、化疗、靶向治疗且具备治疗条件的大肠癌患者，予以不同的中医治疗。在不同治疗阶段，分别发挥增强体质、促进康复、协同增效、减轻不良反应、巩固疗效等作用。

（一）手术结合中医治疗

1. 气血亏虚

临床表现：神疲乏力，气短懒言，面色淡白或萎黄，头晕目眩，唇甲色淡，心悸失眠，便不成形或有肛脱下坠，舌淡脉弱。

治疗原则：补气养血。

中药汤剂：八珍汤。

药物组成：人参、白术、茯苓、当归、川芎、白芍、熟地黄、炙甘草。

辨证加减：兼痰湿内阻者，加半夏、陈皮、薏苡仁；若畏寒肢冷，食谷不化者，加补骨脂、肉苁蓉、鸡内金；若动则汗出，怕风等表虚不固之证，加防风、浮小麦。

2. 脾胃虚弱

临床表现：纳呆食少，神疲乏力，大便稀溏，食后腹胀，面色萎黄，形体瘦弱，舌质淡，苔薄白。

治疗原则：健脾益胃。

中药汤剂：补中益气汤

药物组成：黄芪、人参、白术、炙甘草、当归、陈皮、升麻、柴胡、生姜、大枣。

辨证加减：若胃阴亏虚，加沙参、石斛、玉竹；若兼痰湿证，加茯苓、半夏、薏苡仁、瓜蒌。

（二）化疗结合中医治疗

化疗结合中医治疗是指在化疗期间所联合的中医治疗，发挥提高化疗疗效（中医加载治疗），防治化疗不良反应（中医防护治疗）的作用。

1. 脾胃不和

临床表现：胃脘饱胀、食欲减退、恶心、呕吐、腹胀或腹泻，舌体多胖大，舌苔薄白、白腻或黄腻。多见于化疗引起的消化道反应。

治疗原则：健脾和胃，降逆止呕。

中药汤剂：旋覆代赭汤加减，或橘皮竹茹汤加减。

药物组成：旋覆花、人参、生姜、代赭石、甘草、半夏、大枣；或半夏、橘皮、枇杷叶、麦冬、竹茹、赤茯苓、人参、甘草。

辨证加减：若脾胃虚寒者，加吴茱萸、党参、焦白术；若肝气犯胃者，加炒柴胡、佛手、白芍。

2. 气血亏虚

治疗原则：补气养血。

中药汤剂：八珍汤加减，当归补血汤加减或十全大补汤加减。

药物组成：八珍汤加减，人参、白术、茯苓、当归、川芎、白芍、熟地黄；当归补血汤加减，黄芪、当归；十全大补汤加减，人参、肉桂、川芎、地黄、茯苓、白术、甘草、黄芪、当归、白芍、生姜、大枣。

辨证加减：兼痰湿内阻者，加半夏、陈皮、薏苡仁；若畏寒肢冷，食谷不化者，加补骨脂、肉苁蓉、鸡内金。

3. 肝肾阴虚

临床表现：腰膝酸软，耳鸣，五心烦热，颧红盗汗，口干咽燥，失眠多梦，舌红苔少，脉细数。多见于化疗引起的骨髓抑制或脱发。

治疗原则：滋补肝肾。

中药汤剂：六味地黄丸加减。

药物组成：熟地黄、山茱萸（制）、山药、泽泻、牡丹皮、茯苓。

辨证加减：若阴虚内热重者，加墨旱莲、女贞子、生地；若阴阳两虚者，加菟丝子、杜仲、补骨脂；兼脱发者，加制首乌、黑芝麻。

（三）放疗结合中医治疗

放射治疗结合中医治疗是指在放疗期间所联合的中医治疗，发挥放疗增敏，提高放疗疗效（中医加载治疗），防治放疗不良反应（中医防护治疗）的作用。

1. 气阴两虚

临床表现：神疲乏力，少气懒言，口干，纳呆，时有便溏，或脱肛下坠，或腹胀便秘，面色淡白或晦滞，舌红或淡红，苔少或无苔，或有裂纹，脉细或细数。多见于放射性损伤后期，或迁延不愈，损伤正气者。

治疗原则：益肾滋阴。

中药汤剂：知柏地黄汤加减。

药物组成：熟地黄、山茱萸、山药、泽泻、茯苓、牡丹皮、知母、黄柏。

辨证加减：若纳呆，腹胀，加陈皮、鸡内金、生谷芽；若脱肛下坠，大便频繁，加柴胡、白槿花、诃子。

2.热毒瘀结

临床表现：腹痛腹胀，疼痛拒按，下痢赤白，里急后重，胸闷烦渴，舌暗红，苔黄腻，脉弦滑或滑数。

治疗原则：清肠燥湿，活血解毒。

中药汤剂：芍药汤合八正散加减。

药物组成：芍药、当归、黄连、木香、大黄、黄芩、肉桂、车前子、瞿麦、山栀子仁、通草、灯心草、炙甘草。

辨证加减：若腹胀腹痛甚，加枳实、槟榔、延胡索；若痛引两胁，加柴胡、郁金；若腹泻频数，下痢赤白，加禹余粮、木棉花、罂粟壳；若便血甚，加槐花、血余炭、三七、地榆炭、仙鹤草。

（四）放化疗后结合中医治疗

放化疗后结合中医治疗：手术后已完成辅助治疗的患者，采用中医巩固治疗，能够防止肿瘤复发、转移，改善症状，提高生存质量；放化疗完成后疾病稳定的带瘤患者，采用中医维持治疗，能够控制肿瘤生长，延缓疾病进展或下一阶段放化疗时间，提高生存质量，延长生存时间。辨证论治同"单纯中医治疗"。

三、中西医结合中成药治疗

（一）手术结合中成药治疗

1.围手术期中医防护治疗

大肠癌围手术期中医防护治疗常用中成药如下。

（1）健脾益肾颗粒：健脾益肾。促进术后康复，改善乏力等脾肾亏虚的症状。

（2）贞芪扶正胶囊：补气养阴。促进术后康复，改善乏力、食欲减退等脾胃气虚症状。

（3）补中益气丸：补中益气，升阳举陷。促进术后康复，改善乏力、食少腹胀等症状。

（4）八珍颗粒：补气益血。促进术后机体功能恢复，缓解气血两亏、面色萎黄、食欲减退、乏力等症状。

（5）十全大补丸：温补气血。促进术后康复，改善头晕、乏力等气血亏虚症状。

2.手术后中医巩固治疗

大肠癌手术后中医巩固治疗常用中成药如下。

（1）鸦胆子油乳口服液：清热燥湿，解毒消癥。预防术后肿瘤复发或转移，减轻症状。

（2）华蟾素片：解毒、消肿、止痛。预防术后肿瘤复发或转移。

（3）消癌平片：清热解毒，化痰软坚。预防术后肿瘤复发或转移。

（4）安替可胶囊：软坚散结，解毒定痛，养血活血。预防术后肿瘤复发或转移。

（二）化疗结合中成药治疗

1.化疗期间中医加载治疗

大肠癌化疗期间中医加载治疗常用中成药如下。

（1）复方苦参注射液：清热利湿，凉血解毒，散结止痛。增强化疗效果，减轻患者不良反应。

（2）艾迪注射液：清热解毒，消瘀散结。增强化疗效果，减轻患者不良反应。

（3）华蟾素注射液：解毒，消肿，止痛。增强化疗效果，减轻患者不良反应。

（4）消癌平注射液：扶正固本，活血止痛，清热解毒，软坚散结。增强化疗效果，减轻患者不良反应。

（5）康莱特注射液：益气养阴，消癥散结。增加化疗疗效，减轻化疗毒副作用，提高患者机体免疫力。

2. 化疗期间中医防护治疗

大肠癌化疗期间中医防护治疗常用中成药如下。

（1）参芪片：补气养血，健脾益肾。提高化疗完成率，减轻化疗引起的气虚症状。

（2）健脾益肾颗粒：健脾益肾。提高化疗完成率，减轻化疗引起的脾肾亏虚症状。

（3）参芪扶正注射液：益气扶正。提高化疗完成率，减轻化疗不良反应。

（4）参芪十一味颗粒：补气养血，健脾益肾。恢复造血功能，提高机体免疫力，防治术后肿瘤复发或转移。

（5）生血丸：补肾健脾，填精补髓。提高化疗完成率，减轻化疗引起的气血两亏、面色萎黄、食欲减退等症。

（6）八珍颗粒：补血益气。提高化疗完成率，减轻化疗引起的气血两亏、面色萎黄、食欲减退等症。

（三）放疗结合中成药治疗

1. 放疗期间中医加载治疗

大肠癌放疗期间中医加载治疗常用中成药如下。

（1）复方苦参注射液：清热利湿，凉血解毒，散结止痛。增强放疗近期的疗效，减轻放疗毒副作用。

（2）康莱特注射液：益气养阴，消癥散结。提高放疗敏感性，增强放疗疗效，缓解气阴两虚、脾虚湿困证，并有抗恶病质和止痛作用。

2. 放疗期间中医防护治疗

大肠癌放疗期间中医防护治疗常用中成药如下。

（1）养阴生血合剂：养阴清热，益气生血。提高放疗完成率，减轻放疗引起的阴虚内热、气血不足、口干咽燥、倦怠无力、便秘、小便黄赤等症。

（2）安多霖胶囊：益气补血，扶正解毒。提高放疗完成率，减轻放疗引起的不良反应。

四、不良反应的中西医结合对症治疗

（一）消化道不良反应

1.腹泻

1）发生原因

（1）肿瘤：大肠癌本身会导致腹泻的发生。肿瘤引起某些肿瘤因子水平升高，对胃肠道黏膜产生刺激，胃肠道黏膜的分泌物的量增加，引起腹泻；大肠癌肿瘤会导致胃肠运动减弱，导致肠梗阻、扩张等，引起肠内菌群过度繁殖，进而引起胃肠道的慢性炎症而导致腹泻的发生；部分大肠癌患者，由于血清蛋白、血液、黏液等从肠壁的浸润部位渗出到达肠腔，也会导致腹泻的发生。大肠癌如并发肠道感染，则腹泻症状更明显。

（2）手术及放化疗：大肠癌手术切除部分肠段后，肠黏膜受损以及肠黏膜吸收面积减少，导致肠道功能改变，易导致胃肠道分泌、消化、吸收等功能障碍，表现为腹泻等症状；直肠癌手术改道患者的术后大便稀薄十分常见，严重影响生存质量；低位直肠癌患者行保肛术时，低位吻合通过充分扩肛门来获得较好的视野，但这可能损伤门括约肌，术后肛门括约肌功能未恢复期则会有腹泻表现；术后常规联用多种抗生素，破坏肠道内环境稳态，引起菌群失调，导致腹泻。大肠癌根治术后的常规化疗导致腹泻的机制非常复杂，目前尚不明确。部分学者认为可能是化疗药物对胃肠黏膜直接产生毒性反应，损伤胃肠道上皮组织，干扰胃肠黏膜细胞的分裂，导致肠壁细胞坏死及肠壁的炎性反应，可能导致机会性感染或上皮细胞坏死，影响微绒毛细胞的重吸收功能，导致大量水和电解质的产生，增加肠腔内液体量，影响肠道吸收及分泌功能而导致腹泻。大肠癌放射治疗可能直接损伤肠黏膜，破坏绒毛上皮细胞等，引起放射性肠炎，导致分泌性腹泻或者其他腹泻类型。

（3）中医病因病机：传统医学认为大肠癌患者术后或放化疗后出现腹泻，一方面是人体接受手术后，气血受损，导致脾虚湿蕴，大便稀溏；另一方面化疗药物毒性作用累及脾胃，导致脾不升清、胃失和降，大肠转导功能失常，以致泄泻。

2）治疗原则

（1）西医治疗原则：西医治疗以预防联合对症治疗为主。术前及化疗前预先告知患者可能产生腹泻的反应，要注意饮食习惯和饮食卫生，预防感染。治疗期间如出现普通腹泻则积极行止泻治疗，使用肠胃保护剂；如出现严重腹泻，如血性腹泻，则应停止治疗。

（2）中医治疗原则：中医以健脾益气燥湿或健脾和胃、利水除湿为主要治疗原则，临床辨证随证加减用药。

3）治疗方法

（1）西医治疗方法：①药物治疗，给予患者常规止泻药物治疗，包括消化道黏膜保护剂（如谷氨酰胺）、肠道阿片受体阻断剂（如盐酸洛哌丁胺胶囊）、肠道阿片受体激动剂（如洛哌丁胺）以及外源性益生菌（如双歧杆菌）；②饮食调节，嘱咐患者少量多餐，以清淡、温和食物为主，避免进食刺激性、易产气、过冷、过热的食物，合理饮食；③加强肛门括约肌功能，针对术后肛门括约肌功能受损患者，可指导患者行缩肛练习以及排便反射训练。

（2）中医治疗方法

①口服中药治疗：根据患者临床表现及相关文献，大肠癌患者术后及放化疗后腹泻主要可分为 6 种类型，可辨证后对症治疗。

a.脾气虚弱型

症状：排黄水样便或未消化食物，伴气短、乏力，舌淡苔白，脉细弱。

治则：健脾益气。

治疗代表处方：六君子汤加减。

b. 脾虚湿蕴型

症状：大便次数明显增加，排未消化食物，大便时溏时泄，食欲减退，面色萎黄，食后胃脘痞闷，舌淡苔白，脉濡或细弱。

治则：健脾化湿。

治疗代表处方：参苓白术散加减。

c. 脾虚湿热型

症状：腹痛泄泻，泻下急迫或泻后不爽，肛门灼热，粪便黄褐，气味臭秽，小便短黄，苔黄腻，脉滑数。

治则：健脾利湿清热。

治疗代表处方：葛根芩连汤加减。

d. 脾肾虚寒型

症状：晨起前脘腹作痛，肠鸣即泻，泻后即止，小腹冷痛，形寒肢冷，腰膝酸软，舌淡苔白，脉细弱。

治则：温补脾肾。

治疗代表处方：四神丸合理中汤加减。

e. 寒热错杂型

症状：腹泻，嗳气肠鸣，脘腹痞满，口苦，舌淡或红，苔腻微黄，脉细数或细弱。

治则：寒热平调。

治疗代表处方：泻心汤加减。

f. 肝郁脾虚型

症状：胸肋胀痛，嗳气食少，肠鸣腹痛，泻后痛缓，发怒或紧张时易发作，舌质淡，苔薄白，脉弦细。

治则：调中止泻。

治疗代表处方：痛泻要方加减。

②针灸：主穴：急性腹泻则取天枢、上巨虚、水分、阴陵泉；慢性腹泻则取天枢、足三里、神阙。

配穴：湿热者加内庭；脾胃虚弱者加脾俞；肝郁者加太冲；肾阳虚者

加命门。

③中药灌肠：中药灌肠治疗腹泻简单实用、安全性高、疗效快。药物能直接作用于肠道，发挥较好疗效。中药灌肠治疗以清热解毒利湿药物为主，如苦参、黄连。

④其他中医疗法治疗大肠癌患者术后或放化疗后腹泻包括耳穴压豆、艾灸、中药脐敷等。

2. 便秘

便秘指大便秘结，排便间隔时间或周期延长；或间隔时间和周期不长，但粪便干结，排便困难；或粪便不干结，但便而不畅，有排便不尽感。便秘虽并未直接危害人们生命安全，但可以加重原有消化系统症状，严重影响大肠癌患者生存质量。

1）发生原因

（1）肿瘤：结直肠肿瘤本身会导致大便性状和排便习惯改变。

（2）手术或放化疗：大肠癌患者术后早期便秘与盆底创面、切口粘连，腹、盆腔感染、纤维素渗出导致粘连等有关。另外，大肠癌患者术后卧床休养，缺乏运动，使肠蠕动减慢，也会诱发便秘。围手术期镇痛药物及化疗药物的使用，影响肠道自主神经功能，导致肠道平滑肌收缩受影响，肠道蠕动缓慢，使排便困难，产生排便不尽或排便梗阻感。术中或术后放疗会引起放疗区域的放射性炎症，如放射性肠炎，导致肠道纤维组织增生、粘连、缺血坏死，影响肠运动功能，肠内容物通过肠腔速度缓慢，肠内容物中的水分被更多地吸收，粪便干燥，从而导致便秘的发生。

（3）中医病因病机：中医认为便秘的发生与大肠转导功能失常有关，而大肠转导功能与脾升胃降的正常功能有关。结直肠肿瘤本身、手术以及放化疗导致患者伤津耗气，脾气不足，精微不布，则胃津虚亏，肠道干涸，糟粕内停而发生便秘。

2）治疗原则

（1）西医治疗原则：西医治疗以预防联合对症治疗为主。术前及化

中西医结合大肠癌临床诊治精要

疗前预先告知患者可能产生腹泻的反应，要注意饮食习惯和饮食卫生。治疗期间如出现便秘，可以适当使用容积性泻药或者渗透性泻药，也可以经肛门使用润滑性泻药。

（2）中医治疗原则：中医治疗便秘采取辨证施治，分型为气虚便秘、血虚便秘、冷秘和热秘。

3）治疗方法

（1）西医治疗方法

西医治疗可分为药物治疗和非药物治疗。①药物治疗：目前治疗便秘的常用药物包括促动力剂、泻剂（包括容积类轻泻剂、缓泻剂、渗透性泻剂、润滑性泻剂、刺激性泻剂）、微生态制剂（如莫沙必利）等，但均有副作用，如容积类轻泻剂起效慢，需要有足够的水分摄入，对肠腔狭窄者需慎用；缓泻剂可能导致腹泻，等等。②非药物治疗：非药物治疗方法中，以饮食调理为主。嘱咐患者应注意粗细搭配，在保证食物易消化的前提下选择一些粗粮、杂粮，以利于肠道生理蠕动，减少便秘。另外，在摄入的食物中适量增加一些植物油，植物油也有润肠通便的效果。

（2）中医治疗方法

①口服中药治疗：针对气虚便秘、血虚便秘、冷秘和热秘，具体治疗方法如下。

a. 气虚便秘

症状：大便不干燥，有便意，但是排便困难，用力努挣则汗出短气，便后乏力，面白神疲，肢倦懒言，舌淡、苔白，脉弱。

治则：益气润肠通便。

治疗代表处方：黄芪汤加减。

b. 血虚便秘

症状：大便干结，面色无华，头晕目眩，心悸健忘，唇舌色淡，脉细涩。

治则：补血润肠通便。

治疗代表处方：润肠丸加减。

c. 冷秘

症状：排便艰涩，小便清长，面色㿠白，四肢不温，喜温恶寒，腹冷或痛，腰背酸冷，舌淡或胖，脉沉细或迟。

治则：温里散寒，通便止痛。

治疗代表处方：济川煎加减。

d. 热秘

症状：大便干结，小便短赤，面红心烦，或有身热，口干口臭，腹部胀满，按之作痛，舌红苔黄或黄燥，脉滑数。

治则：泻热导滞，润肠通便。

治疗代表处方：大承气汤加减。

②穴位敷贴：穴位敷贴是在经络学说指导下，将药物敷贴在体表特定部位而发挥治疗效果的方法。穴位敷贴对大肠癌患者术后及放化疗后便秘具有一定疗效。单穴治疗常取神阙、天枢、关元等。

③其他中医治疗方法：包括推肠法、耳穴压豆以及中药灌肠法等。

3. 恶心呕吐

恶心、呕吐是恶性肿瘤疾病本身和放化疗常见的胃肠道反应。恶心是一种特殊的主观感觉，表现为上腹部不适、紧迫欲吐的异样感，常伴有流涎和反复性吞咽动作，严重者可出现头晕、面色苍白、冷汗、心动过速和血压降低等迷走神经兴奋症状。干呕是膈肌和腹肌痉挛导致，一般发生恶心时常发生呕吐。呕吐是胃内容物或一小部分肠内容物经胃食管反流出口腔的一种复杂反射动作。严重化疗所致恶心呕吐（CINV）可导致脱水、电解质失衡、低血压休克等后果。CINV 分为预期性、急性、迟发性三种。

1）发生原因

（1）放化疗：CINV 是大肠癌患者放化疗最常见的不良反应。放化疗诱发 CINV 的机制十分复杂，目前尚未完全明确，可能与化疗药物对胃肠道对毒性作用以及化疗时大量照射损伤胃肠道黏膜有关。

（2）其他：大肠癌患者晚期出现肠梗阻；非化疗药物的副作用；精

神性呕吐，指因为紧张、害怕、不愉快情绪引起的不自主的呕吐。

（3）中医病因病机：大肠癌患者因放化疗或其他原因损伤脾胃运化功能，使清阳不升、浊阴不降，胃气痞塞，升降失机，而出现恶心、呕吐。

2）治疗原则

（1）西医治疗原则：西医临床治疗大肠癌患者 CINV 以预防为主，在对患者实施放化疗前应综合评估发生 CINV 的风险，制订个体化预防措施。在治疗过程中，应基于放化疗导致 CINV 的最高风险制订个体化止吐方案。嘱咐患者保持良好的生活作息习惯。注意可能导致或加重患者 CINV 的其他因素，如前庭功能障碍、电解质紊乱、完全性肠梗阻等。

（2）中医治疗原则：中医采取辨证施治的方法，根据具体分型采取如疏肝和胃、益胃养阴等方法。同时注意与西药镇吐药联合使用，常可获得较好疗效。

3）治疗方法

（1）西医治疗方法

①西药治疗：临床西医治疗大肠癌患者 CINV 的药物主要包括 NK-1 受体阻断药、多巴胺受体阻断药以及 $5-HT_3$ 受体阻断药。其他还有抗组胺药物、吩噻嗪类药物以及精神类药物等。

②预防措施

a. 轻微催吐性化疗方案所致 CINV 的预防：对于无恶心、呕吐史患者，无须在化疗前常规给予止吐药物，如果患者发生 CINV，后续化疗前建议给予高一级别的止吐治疗方案。

b. 低度催吐性化疗方案所致 CINV 的预防：建议采用单一止吐药物如 $5-HT_3$ 受体阻断药或多巴胺受体阻断药预防。

c. 中度催吐性化疗方案所致 CINV 的预防：推荐第一天采用 $5-HT_3$ 受体阻断药联合地塞米松，第二天和第三天继续使用地塞米松。对有较高催吐风险的中度催吐性化疗方案，推荐在 5-HT3 受体阻断药联合地塞米松的基础上加用阿瑞匹坦。

d.高度催吐性化疗方案所致 CINV 的预防：推荐在化疗前使用三药方案，包括地塞米松、单剂量 $5-HT_3$ 受体阻断药以及 NK-1 受体阻断药。

e.多日 CINV 的预防：$5-HT_3$ 受体阻断药联合地塞米松是预防多日 CINV 的标准治疗，通常主张在化疗期间每天使用第一代 $5-HT_3$ 受体阻断药，地塞米松连续应用至化疗接受后 2 天或 3 天。对于高度催吐性或延迟性恶心、呕吐高风险的多日化疗方案，也可以考虑加入阿瑞匹坦。

（2）中医治疗方法

①中药治疗

A.实症

a.肝郁气滞型

症状：呕吐，吞酸，嗳气，胸肋胀满，烦闷不舒，情志不遂则呕吐、吞酸更甚，舌红，苔薄白，脉弦。

治则：疏肝理气，和胃止呕。

治疗代表处方：半夏厚朴汤加减。

b.脾胃湿热型

症状：呕吐物酸腐，嗳气，厌食，脘腹胀满、拒按，吐后反快，大便溏或结，气味臭秽，舌暗红，苔厚腻，脉滑实。

治则：和胃降逆。

治疗代表处方：保和丸加减。

c.痰湿中阻型

症状：呕吐物为清水痰涎，痞满，不思饮食，头眩，心悸，呕而肠鸣，苔白腻或黄腻。

治则：除湿化痰。

治疗代表处方：小半夏汤合苓桂术甘汤加减。

B.虚证

a.胃阴不足型

症状：呕吐反复发作，但呕吐量较少，或吐唾沫涎，干呕偶作，口燥咽干，胃中似饥但不欲食，舌红少津，脉细数。

治则：滋养胃阴，和胃降逆。

治疗代表处方：麦门冬汤加减。

b.脾胃虚弱型

症状：饮食稍有不慎，极易呕吐，时作时止，胃纳不佳，痞满，口淡不渴，面白少华，倦怠乏力，舌质淡，苔薄白，脉濡弱。

治则：益气健脾。

治疗代表处方：香砂六君子汤加减。

②穴位注射

取至阳、灵台、足三里等穴位，每个穴位注射维生素 B_6 注射液 1 ～ 2 ml。

③其他方法：中医治疗大肠癌患者 CINV 还包括针灸、耳穴压豆、穴位敷贴等方法。

4.放射性肠炎

1）发生原因

放射性肠炎是大肠癌患者经盆腔、腹腔、腹膜后放疗恶性肿瘤导致的肠道并发症，可累及小肠、结肠、直肠。放射性肠炎在中医中被归属于"腹痛""痢疾""泄泻"范畴，发病初期因射线照射耗损津液，损伤气血，导致脾肾双亏。

2）治疗方法

（1）西医治疗

①药物治疗：大肠癌患者因为放疗并发放射性肠炎可采用谷氨酰胺、生长激素、生长抑素、黏膜保护剂、益生菌制剂等治疗。其中，谷氨酰胺是胃肠道黏膜细胞的特殊营养物质，在维持胃肠道黏膜屏障作用、提高胃肠道免疫力方面有重要作用；生长激素可通过影响细胞的分裂周期和增加细胞数量来促进细胞的增殖，从而促进胃肠黏膜、绒毛等组织生长、修复，因生长激素可促进肿瘤细胞再生，因此用于治疗放射性肠炎时要谨慎选择；对大肠癌患者合并放射性肠炎者早起给予生长抑素治疗，能有效减少消化液的分泌和丢失，减轻消化液对创面的侵蚀，维持内环境稳态，有

利于患者完成连续化疗；黏膜保护剂如蒙脱石散，能与黏膜蛋白结合，提高黏膜屏障功能，防止胃蛋白酶、各种病原微生物、胆盐等对胃肠道黏膜的损害，维护黏膜生理功能，促进上皮组织的修复；益生菌制剂能有效调节大肠癌合并放射性肠炎患者因长期腹痛、腹泻、便秘等引起的菌群失调。

②内镜及手术治疗：内镜大多用于治疗以出血为主要症状的放射性肠炎。经内镜能将药物直接作用于出血病灶，常用药物包括云南白药等。也有经内镜氩激光电灼止血用于出血性发射性肠炎。部分放射性肠炎患者病程中需行手术治疗，主要用于解除放射性肠炎的严重溃疡、肠穿孔、肠梗阻、肠瘘等并发症。

③其他治疗：营养支持对大肠癌合并放射性肠炎患者具有重要意义。临床研究指出，肠外营养治疗大肠癌合并放射性肠炎患者可显著提高其 5 年生存率。对大肠癌合并放射性肠炎患者而言，早期有较为严重的腹泻症状，禁食以让肠道休息并给予肠外营养是必要的。但长期禁食会导致肠黏膜萎缩，增加肠壁通透性，因此当患者的稀便症状被控制后应及时将肠外营养过渡到肠内营养。肠内营养更契合肠道的生理功能，有利于维持肠道正常菌群，有利于肠黏膜及上皮细胞修复，减少肠道感染发生率。

（2）中医治疗

中医治疗大肠癌合并放射性肠炎以扶正祛邪为主，急症则治标。扶正以补脾益肾、益气固本、涩肠止泻为主；祛邪以清热利湿、活血祛瘀、活血行气、解毒等为主。

①中药治疗：临床根据患者体质、病程、症状表现等大致将大肠癌合并放射性肠炎分为 5 型。

a.湿热下注型

症状：腹痛，泄下赤白相杂，肛门有灼热感，胃脘胀满疼痛，呃逆嗳气，小便短赤，舌苔黄腻，脉滑数或濡数。

治则：清热利湿，养血止血。

治疗代表处方：黄连解毒汤加减。

b.气滞血瘀型

症状：腹部刺痛，泻后不爽，痛有定处，拒按，面色晦涩，胸肋胀满，急躁易怒，口渴不欲饮，舌有瘀斑，舌质暗红，脉弦。

治则：清热化瘀，行气活血。

治疗代表处方：柴胡疏肝散加减。

c.肝脾不和型

症状：腹痛肠鸣，大便泄泻，泻后痛减，胃脘胀满，呃逆嗳气，吞酸嘈杂，舌苔薄白或腻，脉弦。

治则：祛湿止泻，补肝健脾。

治疗代表处方：逍遥散加减。

d.脾肾阳虚型

症状：慢性久泻，大便带黏冻样物和少量血液，里急后重，头身困重疲乏，形寒肢冷，腰膝酸软，舌淡苔白，脉沉细。

治则：固肠止泻，温肾补脾。

治疗代表处方：真武汤加减。

e.脾虚湿困型

症状：大便时溏时泻，血便或黏液便，肛门下坠感，纳差，胃脘胀闷，肢体倦怠，神疲懒言，舌胖或有齿痕，苔白腻，脉细弱。

治则：健脾利湿。

治疗代表处方：参苓白术散加减。

②针灸治疗：除中药治疗，针灸具有补虚泻实、调理脏腑气机的作用，用于治疗痢疾、泄泻。放射性肠炎主要病变部位在脾胃以及大、小肠，故可取脾俞、足三里、中脘等穴以健脾益胃，加上上巨虚、下合穴以运化湿滞，腹痛者配合谷、梁丘等穴，便溏者配阴陵泉等穴。

③其他中医治疗：除前述中药、针灸外，中医还可采用中药灌肠、推拿按摩等方法治疗放射性肠炎。研究显示，肠道给药比口服给药吸收利用率更高，生物利用度优于口服给药，且操作简单。

（二）心血管不良反应

1.临床表现

调查数据显示，恶性肿瘤患者中部分并非死于恶性肿瘤本身，而是死于肿瘤相关或肿瘤治疗相关并发症，其中首要原因为肿瘤化疗引起的心血管疾病。不同抗肿瘤药物治疗导致的心血管不良反应的表现形式有所不同，主要包括心功能损伤和血管功能损伤，如高血压、低血压、化疗相关心肌病、充血性心力衰竭、QT间期延长、心律失常和血栓形成等。导致的这些心血管不良反应有的为短暂功能障碍，停药后可逆，有的是不可逆的，可能导致心脏的器质性损伤。因抗肿瘤治疗引起的心血管不良反应应该早期发现、早期治疗，对改善患者预后具有积极意义。

2.治疗方案

1）西医治疗方案

（1）心脏保护剂：蒽环类诱发心血管不良反应的发生率是随着用药剂量的增加而增加的，且随着随访时间增加而增加。多柔比星（脂质体）的累积剂量超过 300 mg/m² 时，慢性心力衰竭的发生风险提高 11 倍。因此，2008 年美国国立综合癌症网络（NCCN）推荐在给予 300 mg/m² 多柔比星（脂质体）后给予右丙亚胺以预防心血管不良反应。右丙亚胺是目前唯一获批的蒽环类心脏毒性药物的心脏保护剂。但目前关于右丙亚胺的使用时机，即是在蒽环类心脏毒性药物达到一定累积剂量时使用，还是在开始使用蒽环类心脏毒性药物时就使用还存在一定争议。大部分临床试验是在开始使用蒽环类心脏毒性药物时就使用右丙亚胺，并取得了较好的心脏保护效果。另外，心血管药物也是处理化疗患者心血管系统不良反应不可或缺的。其中 β 受体阻断剂可以发挥一定心血管保护作用，但部分非选择性 β 受体阻断剂，如普萘洛尔表现出增强心脏毒性作用。

（2）优化化疗方案：限制化疗药物的累积剂量是降低化疗药物心血管不良反应最简单的措施，但这可能影响恶性肿瘤的治疗效果。在尽可能不影响抗肿瘤效果的前提下，通过修正或调整给药管理可以最大限度保护心脏，降低化疗药物的心血管不良反应发生率。临床研究显示，调整用药间隔时间也可降低慢性心力衰竭的发生率，如紫杉醇和多柔比星。因此应基于恶性肿瘤本身以及化疗药物特性，合理制订化疗方案，在保证抗肿瘤效果的前提下，尽可能降低化疗药物对心血管系统的毒性。

2）中医治疗方案

治疗大肠癌患者化疗导致的心血管系统不良反应，目前临床上有华蟾素注射液。华蟾素注射液是从中华蟾蜍皮提取物制成的水溶性制剂，具有清热解毒、软坚散结、活血化瘀的功效，已被证实具有抗肿瘤、抗病毒及免疫促进作用。除此之外，临床研究显示在给予恶性肿瘤患者表柔比星化疗的同时使用华蟾素注射液，明显降低了心肌损伤和心律失常的发生率，改善患者心功能。

（三）骨髓抑制

1. 临床表现

骨髓抑制是恶性肿瘤患者化疗的常见并发症之一，主要表现为血小板、血红蛋白、白细胞减少，其中以白细胞水平下降最为明显，其次是血小板减少，而血红细胞减少相对来说不明显。重度骨髓抑制易引起贫血、免疫力低下以及出血等症状，可能导致严重感染，是化疗有关死亡的重要原因之一。研究指出，影响化疗恶性肿瘤患者骨髓抑制的主要因素包括高剂量化疗、高毒性化疗、化疗前白细胞水平、恶性肿瘤骨转移等。传统医学中并没有对骨髓抑制的具体定义，但根据化疗后患者的症状可将其归于"虚劳"的范畴，治以补脾益肾、补血益气为主。

2. 治疗方案

1）西医治疗方案

（1）药物治疗：治疗化疗骨髓抑制患者的药物常用维生素 B_4、碳酸锂以及鲨肝醇等，能有效促进造血，刺激白细胞生成，增加白细胞数量。但作用相对缓慢。

（2）造血干细胞移植：严重骨髓移植可通过抑制造血干细胞来治疗，移植方法主要分为三种，即同基因造血干细胞移植、异基因造血干细胞移植和自体造血干细胞移植。目前临床使用较多的为异基因造血干细胞移植。

（3）成分输血：采用浓缩白细胞或血小板输注可改善严重骨髓抑制，预防感染、出血等骨髓移植后并发症。但长期反复输注浓缩白细胞或血小板可能导致患者感染血源性传染性疾病，且存在促进肿瘤复发的风险。

（4）其他措施：治疗化疗骨髓抑制的其他措施还包括造血细胞集落刺激因子和重组人粒细胞巨噬细胞集落刺激因子皮下输注、丙种球蛋白静脉注射、血小板生成素静脉注射等。

2）中医治疗方案

骨髓抑制在传统医学中可归于"虚劳"范畴，发病机制主要为脾肾亏虚、气血不足。治疗以补脾益肾、补血益气为主要治则，常用方剂包括当归补血汤、补中益气汤、六味地黄丸、右归丸、四逆汤、八珍汤等。除成方汤剂治疗外，也可以采用艾迪注射液、参芪扶正注射液、地榆升白片、复方阿胶浆等中成药治疗。

（四）化疗相关性肝损伤

1. 临床表现

化疗相关性肝损伤是恶性肿瘤患者化疗常见不良反应之一，化疗药物作用于人体需要经过肝，由肝代谢解毒以后才能发挥抗肿瘤的作用，化疗药物在灭杀肿瘤细胞的同时也会严重损伤干细胞，损害肝功能。化疗相关性肝损伤临床主要表现为胆汁淤积、过敏、肝脂肪变形、静脉闭塞、肝纤维化以及肝细胞受损等多种症状，尤其以肝细胞受损最为突出。肝损伤影响药物代谢，并且会增加非化疗相关性肝损伤的其他不良反应的发生，严重的肝脏毒性可能导致患者死亡。传统医学对化疗相关性肝损伤没有明确的记载，多通过患者化疗后的症状进行辨证治疗。

2. 化疗相关性肝损伤的预防

应于化疗前充分了解患者病史、用药史、肝功能评估、肝炎相关检查、肝基础病变的评估、肝基础病的治疗，肝功能达到以下标准才可以考虑化疗：血清胆红素低于正常上限值 1.5 倍，碱性磷酸酶（ALP）、谷草转氨酶（AST）、谷丙转氨酶（ALT）均低于正常上限值 2.5 倍，且无肝转移；若出现肝转移，ALP、AST、ALT 均低于正常上限值 5 倍。化疗期间应密切监测患者肝功能，注意合并用药对患者肝的影响；对合并肝炎的患者，应监测肝炎病毒载量，必要时采用拉米夫定治疗；针对有肝基础病的患者可以预防性使用保肝药物；化疗后也应随访监测化疗相关性肝损伤的发生并及时给予保肝治疗。

3. 治疗方案

1）西医治疗方案

西医治疗化疗相关性肝损伤主要根据肝损伤的临床类型和损伤轻重程度选用适当的抗炎保肝药物。抗炎保肝药物的选择与联合使用的一般原则是：病情较轻患者选用 1 种抗炎保肝药物；如果需要联合用药，应结合不同药物的特点选择抗炎保肝机制不同的药物，但一般不超过 2 种。病情严重的患者常采用 N- 乙酰半胱氨酸和（或）异甘草酸镁。糖皮质激素主要用于自身免疫征象明显、生化指标改善不明显或持续恶化的患者，应注意权衡用药收益与不良反应。对轻度、重度肝细胞损伤，可以采用甘草酸制剂、还原型谷胱甘肽、细胞膜保护剂等。对胆汁淤积可以选择腺苷蛋氨酸等。

2）中医治疗方案

中医治疗化疗相关性肝损伤以类似急性药物黄疸型肝炎或胆汁淤积型肝病治疗为主。主要症状包括肝区痛、黄疸、乏力、恶心、呕吐、右上腹不适等。其中以"黄疸""肝区痛"为多见。本病病位在肝脾，与心肾关系密切，临床主要将其归纳为肝郁脾虚型、热毒血瘀型、阴虚型以及肝胆湿热型。

（1）肝郁脾虚型

症状：两肋胀痛，每因情志而增减，食少，嗳气，咽干口苦，胸闷，苔白腻，脉弦滑。

治则：疏肝解郁，健脾。

治疗代表处方：逍遥散加减。

（2）热毒血瘀型

症状：胁肋胀痛，口苦尿黄，脘腹疼痛，舌红绛，苔黄少津，脉数。

治则：清热解毒活血。

治疗代表处方：桃核承气汤加减。

（3）阴虚型

症状：胁肋隐痛，绵绵不休，劳累加重，休息后缓解，疲倦乏力，腰膝酸软，舌偏红，脉沉细。

治则：滋补肝肾，养阴填精。

治疗代表处方：左归丸加减。

（4）肝胆湿热型

症状：肋痛口苦，胸闷纳呆，恶心、呕吐，目黄身赤，小便黄赤，舌红，苔白腻，脉弦滑。

治则：清肝利胆，清热利湿。

治疗代表处方：龙胆泻肝丸加减。

（五）神经毒性反应

1.临床表现

化疗后神经毒性（CIPN）是化疗导致的众多不良反应之一，主要为末梢神经炎。末梢神经炎早期症状为出现感觉障碍，继而逐渐出现短袜套型感觉障碍，晚期则会累及躯干，出现压觉、触觉等消失。化疗期间，CIPN会持续存在，出现麻木、刺痛的情况，即使化疗停止，患者的症状仍会存在，这被称为滑行现象。滑行现象严重影响化疗的进程，使患者对化疗出现抵触、焦虑等负面情绪。CIPN还会导致患者易跌倒、摔伤甚至残疾，严重影响患者生存质量。对于 CIPN，应积极进行治疗。由于 CIPN 是药物剂量累积性神经病变，通常出现在化疗 3 个周期后，且表现为患者的主观感受异常，因此临床医生应该在患者化疗过程中，积极与患者沟通，以便早期发现、早期治疗。中医将 CIPN 归入"痹病""痿证"范畴，以血虚不荣、气虚失运以及痰瘀阻滞为主要病理病机。

2. 治疗方案

1）西医治疗方案

CIPN 引起的是病理性疼痛，发病机制目前尚不清楚，有学者认为可能与氧化应激反应、线粒体功能障碍、离子通道改变、胶质细胞活化、炎症因子释放以及 DNA 损伤等相关。目前西医临床主要采取药物治疗，常用的包括以下几类。

（1）乙酰左旋肉碱：研究显示，乙酰左旋肉碱能促进神经转导速度恢复，上调背根神经节中代谢型谷氨酸受体的表达，在中间代谢中具有重要作用。乙酰左旋肉碱治疗各种 CIPN 显示出高度耐受性和有效性。

（2）氨磷汀：氨磷汀是一种正常细胞保护剂，能辅助肿瘤化疗或放疗。氨磷汀对铂类药物导致的神经毒性具有预防效果，能有效保护周围神经。

（3）度洛西汀：度洛西汀是选择性 5- 羟色胺和去甲肾上腺素再摄取抑制剂，用于治疗各种类型慢性疼痛，具有良好耐受性和疗效。

（4）神经妥乐平：神经妥乐平是牛痘疫苗接种家兔炎症皮肤提取物，主要是通过修复受损神经系统和改善痛觉过敏来发挥镇痛作用。

（5）甲钴胺：甲钴胺是内源性维生素 B_{12}，可有效促进轴突再生，增强轴突的运输功能，对药物导致的神经蜕变有一定抑制作用，对机械痛觉过敏和热痛觉过敏发挥镇痛作用。

2）中医治疗方案

（1）口服中药治疗：中药治疗 CIPN 主要采用针对"痹病""痿证"的常用经方黄芪桂枝五物汤以及补阳还五汤，具有益气活血通络的作用。化疗前用药，可有效降低 CIPN 发生率；化疗期间联合用药，能有效减轻

CIPN 症状。

（2）中药注射剂治疗：治疗 CIPN 的常用中药注射剂包括艾迪注射液、黄芪注射液、康莱特注射液等。

（3）针灸治疗：较多报道指出，针灸能调节神经肌肉中离子浓度，提高受损神经细胞的抗氧化能力，降低氧自由基的促神经元细胞凋亡的作用，改善周围神经受损情况，促进神经修复。针灸时常取穴位为足三里、三阴交、合谷以及八风等。

3）其他治疗

（1）运动疗法：运动疗法对组织中的血液代谢循环具有积极作用，而神经的修复和再生离不开血液的作用。运动疗法可改善神经的氧气和血液供应，使组织代谢加快，进而加速受损神经的修复，改善神经功能状况。运动疗法需要采取循序渐进的方式，主要集中于腿部训练，每天训练时间在 30 ～ 60 min，治疗周期为 4 ～ 6 周。运动方法包括平衡训练、协调训练、耐力训练以及阻力训练等。

（2）物理疗法：研究显示，物理疗法可以通过扩张血管改善周围组织和神经的营养，修复神经功能的损伤。常用的物理疗法包括皮肤电刺激疗法、低温疗法等。

（3）其他疗法：其他疗法还包括按摩疗法、饮食疗法等。按摩疗法主要为足部按摩，即使患者每隔一天进行足浴，水温 40℃，浸泡30 min，每只脚上进行足部按摩 10 min，治疗 2 周。饮食疗法主要是加强患者维生素 D 和镁离子等摄入，即让患者适量多摄入维生素 D 和镁离子含量丰富的蔬菜水果等。

第四章 大肠癌转移治疗精要

第一节 大肠癌肝转移的治疗

一、初始可达到根治性切除的大肠癌肝转移

1. 同时性肝转移是指大肠癌确诊前或确诊时发现的肝转移，而大肠癌根治术后发生的肝转移称为异时性肝转移。

2. 推荐所有肝转移患者接受多学科协作治疗。

（1）新辅助化疗：①大肠癌确诊时合并初始可根治性切除的肝转移。在原发灶无出血、梗阻或穿孔，且肝转移灶有清除后复发高危因素时推荐术前化疗，化疗方案见内科治疗部分。②大肠癌根治术后发生的可根治性切除的肝转移。原发灶切除术后未接受过化疗，或化疗12个月以前已完成，且肝转移灶有清除后复发高危因素时可采用术前化疗，化疗方案见内科治疗部分；肝转移发现前12个月内接受过化疗的患者，可直接切除肝转移灶。

（2）肝转移灶清除后达到无疾病状态的患者推荐根据术前治疗情况及术后病理在多学科协作团队讨论下决定是否行术后辅助化疗。

3.局部治疗

1）手术治疗

（1）肝转移灶手术的适用人群：①大肠癌原发灶能够或已经根治性切除者。②肝转移灶可切除，且具备足够的肝脏功能者。③全身状况允许，无肝外转移病灶，或仅并存肺部结节性病灶者。

（2）肝转移灶手术的禁忌人群：①大肠癌原发灶不能取得根治性切除者。②出现不能切除的肝外转移病灶者。③预计术后残余肝脏容积不足者。④全身状况不能耐受手术者。

（3）手术治疗原则：①同时性肝转移如条件许可，可达到根治性切除的，建议大肠癌原发灶和肝转移灶同步切除。②术前评估不能满足原发灶和肝转移灶同生切除条件的同时性肝转移：a.先手术切除大肠癌原发病灶，肝转移灶的切除可延至原发灶切除后了个月内进行。b.急诊手术不推荐大肠癌原发灶和肝脏转移病灶同步切除。③大肠癌根治术后发生了肝转移，既往大肠癌原发灶为根治性切除且不伴有原发灶复发，肝转移灶能完全切除且肝切除量＜70%（无肝硬化者），应当予以手术切除肝转移灶。④肝转移灶切除术后复发达到手术条件的，可进行2次、3次甚至更多次数的肝转移灶切除。

2）射频消融

射频消融也是根除肝转移灶的治疗手段之一，但局部复发率较高。一般要求接受射频消融的转移灶最大直径＜3 cm，且一次消融最多3枚。对于肝转移切除术中预计残余肝脏体积过小时，也建议对剩余的直径＜3 cm的转移灶联合射频消融治疗。

3）立体定向放疗

立体定向放疗是肝转移灶可选的根治性治疗手段之一，给予病灶高精度、高剂量照射，是一种无创、耐受性好且有效的治疗手段。推荐肝转移灶接受立体定向放疗的指征包括：①肝转移数目≤3枚，最大转移灶直径≤5 cm。②原发病灶控制稳定，无肝外转移灶或肝外转移灶小。③预期生存期≥3个月。④肝脏未接受过放疗，且正常肝组织体积＞700 ml。⑤患者一般情况好，血清肝酶水平正常或低于正常值上限的200%，凝血功能正常，Child-Pugh 分级为 A 级或 B 级。推荐对于大多数肝转移灶，尤其是直径 ≤ 3 cm 者，在安全的前提下，BED ≥ 100 Gy。

立体定向放疗不适合用于与重要器官如小肠、胃、肾脏等紧密相邻的肝转移灶。不推荐在无图像引导技术、无呼吸控制技术的医院和单位开展肝转移灶立体定向放疗。

二、潜在可切除肝转移灶的治疗

必须经过 MDT 讨论制订治疗方案，建议全身化疗 ± 靶向药物或其他治疗后再次评估，转化为可切除肝转移。按可切除治疗方案处理，仍为不可切除的，治疗方案参考关于化疗的内容。

三、不可切除肝转移灶的治疗

1. 原发灶的处理

（1）大肠癌原发灶无出血、梗阻症状或无穿孔时可以行全身化疗，也可选择先行切除大肠癌的原发病灶，继而进一步治疗。对于大肠癌原发灶无出血、梗阻症状或无穿孔时合并始终无法切除的肝转移的患者是否必须切除原发灶目前仍有争议。

（2）大肠癌原发灶存在出血、梗阻症状或穿孔时，应先行切除大肠癌原发病灶，继而全身化疗，见内科姑息治疗相关内容。治疗后每 6 ～ 8 周予以评估，决定下一步治疗方案。

2. 射频消融

推荐在以下情况考虑射频消融：①一般情况不适宜或不愿意接受手术治疗的可切除大肠癌肝转移患者。②预期术后残余肝脏体积过小时，可先切除部分较大的肝转移灶，对剩余直径 < 3 cm 的转移病灶进行射频消融。

3.放射治疗

对于无法手术切除的肝转移灶，若全身化疗、动脉灌注化疗或射频消融治疗无效，可考虑放射治疗。

第二节　大肠癌肺转移的治疗

由于大肠癌肺转移数量、位置、大小、原发灶、肺外转移及基因分型等多种因素均影响其预后和治疗决策。因此要在 MDT 讨论的模式下进行综合治疗。治疗手段包括全身系统治疗、根治性局部治疗（如 R_0 手术切除、立体定向放疗、射频消融等）和局部姑息性治疗 。MDT 讨论应结合患者的临床特点和医疗资源可及性，确定治疗目的，从而制订合理有序的综合治疗策略；在治疗过程中，要关注肿瘤的生物学行为、对治疗的反应及肺外转移病灶情况，及时调整治疗预期和方案。

一、可切除肺转移灶的治疗

1.新辅助及辅助治疗

目前对于肺转移灶切除后是否需行化疗仍有争议。

2.局部治疗

影像学的诊断可以作为手术的依据，不需要组织病理及经皮针刺活检证据。当影像学提示转移灶不典型等其他病情需要时，应通过组织病理对转移灶加以证实，或密切观察加以佐证。

1）手术治疗

（1）手术治疗原则：①原发灶必须能根治性切除（ R_0 ）；②肺外有不可切除病灶不建议行肺转移病灶切除；③肺切除后必须能维持足够功能；④某些患者可考虑分次切除；⑤肺外有可切除转移病灶，可同期或分期处理。

（2）手术时机选择：肺转移灶的切除时机尚无定论。①即刻手术，可以避绝可切除灶进展为不可切除灶，或肿瘤播散。②延迟手术，因肺的多发转移较常见，对单个微小结节可留 3 个月的窗口观察期，可能避免重复性手术。③对于同期可切除肺及肝转移灶的患者，如身体情况允许可行同时肝、肺切除。对于不能耐受同期切除的患者，建议按照先肝后肺的顺序。

（3）手术方式：除及全肺切除。纳米激光切除适用于多部位或转移灶深在的患者。肺转移灶复发率高，如复发病灶可切除，条件合适的患者可进行多次切除，能够有效延长患者生存期。

4）射频消融

对于转移灶小（最大直径 < 3cm）、远离大血管的肺转移灶，射频消融表现出良好的局部控制率（约 90%）。

3）立体定向放疗

立体定向放疗于治疗肺转移灶的指征：①肺转移灶数目 1 ～ 3 枚，小病灶最多不超过 5 枚；最大直径 ≤ 5 cm。②肺转移灶分布相对局限，同在一侧肺最优；周围型肺转移灶更适合立体定向放疗。③原发病灶控制稳定，无肺外转移灶或肺外转移已控制。④患者一般情况好，肺功能正常。⑤预期寿命 ≥ 6 个月。推荐在安全的前提下，BED ≥ 100 Gy。推荐利用不同技术限制或追踪肺转移灶的动度，在每次定向放疗前通过图像引导系统确认肺转移灶的准确位置。不推荐在无图像引导技术、无呼吸控制技术的医院和单位开展肺转移灶立体定向放疗。

二、不可切除肺转移灶的治疗

1. 原发灶的处理

（1）大肠癌原发灶无出血、梗阻症状或无穿孔时可以行全身化疗，也可选择先行切除大肠癌的原发病灶，继而进一步治疗。对于大肠癌原发灶无出血、梗阻症状或无穿孔时合并始终无法切除的肺转移灶的患者是否必须切除原发灶目前仍有争议。

（2）大肠癌原发灶存在出血、梗阻症状或穿孔时，应先行切除大肠癌原发病灶，继而全身化疗，见内科姑息治疗相关内容。治疗后每6～8周予以评估，决定下一步治疗方案。

2. 射频消融

推荐在以下情况考虑射频消融：①一般情况不适宜或不愿意接受手术治疗的可切除大肠癌肺转移患者。②预期术后残余肝脏体积过小时，可先切除部分较大的肺转移灶，对剩余直径＜3 cm的转移病灶进行射频消融。

3. 放射治疗

对于无法手术切除的肺转移灶，若全身化疗、动脉灌注化疗或射频消融治疗无效，可考虑放射治疗。

第三节　大肠癌腹膜转移的治疗

大肠癌确诊时发现的腹膜转移为同时性腹膜转移；异时性腹膜转移为大肠癌根治术后发生的腹膜转移。

通常腹膜转移预后较差，以全身系统治疗为主。在有经验的肿瘤中心，根据患者肿瘤负荷、腹腔积液情况、体力评分等因素，在多学科指导下可考虑行以下局部治疗方式。

1. 肿瘤细胞减灭术

全腹膜切除术（前壁腹膜、左右侧壁腹膜、盆底腹膜、膈面腹膜的完整切除，肝圆韧带、镰状韧带、大网膜、小网膜的切除，和肠表面、肠系膜、脏腹膜肿瘤的剔除和灼烧）、联合器官切除（胃、部分小肠、结直肠、部分胰腺、脾脏、胆囊、部分肝脏、子宫、卵巢、肾脏、输尿管等）等。

2.腹腔热灌注化疗

腹腔热灌注化疗联合或不联合肿瘤细胞减灭术，选择开放式或闭合式肿瘤细胞减灭术。

第四节　局部复发直肠癌的治疗

一、分型

目前，局部复发直肠癌的分型建议使用以下分类方法：根据盆腔受累的解剖部位分为中心型（包括吻合口、直肠系膜、直肠周围软组织、腹会阴联合切除术后会阴部）、前向型（侵及泌尿生殖系统包括膀胱、阴道、子宫、精囊腺、前列腺）、侧方型（侵犯盆壁软组织或骨性骨盆）、后向型（侵及骶骨、骶前筋膜）。

二、治疗原则

根据患者和病变情况进行 MDT 全面评估：对于初始可切除患者建议行以手术治疗为主联合围手术期放化疗的综合治疗；对于初始不可切除的患者建议行放化疗和（或）全身系统治疗，治疗后评估手术可切除性。

三、治疗方法

（一）手术治疗

1.手术可切除性的评估

必须在术前评估复发病灶得到根治切除的可能性。推荐根据复发范围考虑决定是否使用术前放化疗。建议根据术中探查结果核实病灶的可切除性，必要时可行术中冰冻切片病理学检查。

不可切除的局部复发病灶包括：①广泛的盆腔侧壁侵犯。②髂外血管受累。③肿瘤侵犯至坐骨大切迹、坐骨神经。④侵犯第 2 骶骨水平及以上。

2. 手术原则

（1）推荐由结直肠外科专科医师根据患者和病变的具体情况选择适当的手术方案，并与术前放化疗、术中放疗、辅助放化疗等结合使用。

（2）推荐必要时与泌尿外科、骨科、血管外科、妇产科医师等共同制订手术方案。

（3）手术探查必须由远及近，注意排除远处转移。

（4）必须遵循整块切除原则，尽可能达到 R_0 切除。

（5）术中注意保护输尿管（酌情术前放置输尿管支架）以及尿道。

3. 可切除的病灶手术方式

手术方式包括低位前切除术（LAR）、腹会阴联合切除术（APR）、Hartmann 术及盆腔清扫术等。

（1）中心型：建议行 APR 以保证达到 R_0 切除；既往行保肛手术的在病变较为局限的情况下可考虑 LAR。

（2）前向型：患者身体情况可以耐受手术，可考虑切除受侵犯器官，行后半盆清扫或全盆脏器切除术。

（3）侧方型：切除受累及的输尿管、髂内血管及梨状肌。

（4）后向型：腹骶联合切除受侵骶骨。会阴部切口可使用大网膜覆盖或一期缝合。必要时使用肌皮瓣或生物材料补片。

（二）放射治疗原则

对于既往未接受过盆腔放疗的患者，推荐行术前同步放化疗（尽量在放疗前取得复发病灶的病理），再考虑行手术；局部病灶可切除者，也可考虑先行手术，然后再考虑是否行术后放化疗。既往接受过盆腔放疗的患者原则上不再进行放疗，建议由 MDT 讨论制订最合理治疗方案。

（三）内科药物治疗原则

初始可切除的复发患者，根据患者既往放化疗病史，决定围手术期药物治疗方案。初始不可切除复发患者，根据既往放疗病史及治疗目标。在 MDT 讨论下决定放化疗和（或）全身系统治疗。治疗后，MDT 讨论再次评估手术可切除性。

第五章　大肠癌护理

外科手术治疗，同时辅以化疗、放疗是临床治疗大肠癌的主要措施，护理在治疗过程中也是重要的一环。现将大肠癌患者的相关护理重点阐述如下。

第一节　情志护理

由于大肠癌难治愈、高复发、高死亡率以及治疗过程中的痛苦体验和带来的经济负担，较多大肠癌患者尤其是新发大肠癌患者会产生强烈的心理反应，如焦虑、抑郁、恐惧等负面情绪。在大肠癌的整个治疗过程中，患者的心理状态十分复杂多变，护理人员应及时了解并评估患者的心理状态，提供相应的支持和帮助，指导患者及其家属以各种方法了解疾病的治疗、护理进展，提高战胜疾病的信心和勇气，也可以通过暗示法、让病友自行交流、开展讲座等办法让患者提高战胜疾病的信心。对需要进行肠造口手术的患者，可以通过图片、模型等给患者及其家属介绍肠造口目的、功能以及术后可能出现的情况，鼓励患者和家属积极配合治疗，对于需要行放疗、化疗的患者，提前向患者讲解可能出现的不良反应，让患者有心理准备以应对各种不适，给予患者充分的人文关怀和心理支持。

第二节　肠造口护理

肠造口又称为人工肛门，是将近端肠段固定在腹壁外，粪便经此排出体外。肠造口依据存在时间的长短分为永久性肠造口和临时性肠造口。根据肠造口的形状分为单腔肠造口、双腔肠造口和襻式造口。医护人员应帮助患者了解并且参与到肠造口的护理，掌握独立护理肠造口的能力，以逐渐恢复正常生活与社交。

一、一般护理

1. 开放肠造口

肠造口一般在术后 2～3 d 肠蠕动后开放，需要观察肠段是否有缺血坏死、出血等情况。

2. 造口用品的选择

造口用品应透明、轻便、防臭、防漏、能保护周围皮肤性能且适合患者佩戴。

3. 体位

当造口处有粪便排出时应取患侧卧位，并可以用敷料覆盖腹部切口，以防粪便污染切口而影响造口愈合。

4. 保持皮肤清洁干燥

长期服用免疫抑制剂、抗生素以及激素的患者，应保持肠造口周围皮肤清洁干燥，特别注意肠造口部位是否有真菌感染。

5. 造口袋即使清洗更换

当造口袋内排泄物有 1/3 时，需要及时清洗更换，可以涂抹氧化锌软膏以保护局部皮肤，防止糜烂，更换时应该注意避免排泄物污染伤口。

二、正确使用人工造口袋

临床上根据不同患者的不同需求，选取不同类型的造口袋。

1. 造口袋的类型

造口袋可分为一件式、两件式，闭口式、开口式，透明式、不透明式。一件式指底盘和袋子为一体，两件式指底盘和袋子是分开的；闭口式是指袋子上没有排放口，即不需要袋夹，开口式指通过袋子上的排放口将口袋内的排泄物倒掉，需要用袋夹将开口夹闭。透明式指可以透过袋子看到袋子内部，不透明式则不可以。

2. 造口袋选择标准

（1）造口袋的材质和患者的肤质相适应，避免出现过敏。

（2）底盘大小合适，每个患者的肠造口大小不一样，因此要选择适合患者肠造口大小的底盘。

（3）造口袋的黏性要好，不易渗漏。

（4）造口袋应容易佩戴及更换。

3. 造口袋更换步骤

去除旧造口袋→清洁造口及周围皮肤→擦干造口周围皮肤→观察造口及周围皮肤有无并发症，如有则给予相应处理→测量进口大小→裁剪造口袋底盘→适当使用造口护肤粉及其他附件用品→粘贴造口袋。

4. 造口袋周围皮肤护理

造口周围的皮肤一定要清洗干净并且保持干燥，用清水清洗就行，避免使用消毒剂。如果肠造口及周围皮肤存在并发症需要处理好之后再使用造口袋。粘贴造口袋时要保持腹部皮肤平整无皱褶，如有体毛应先予以剃除，防止造口袋粘贴不牢而引起渗漏。根据造口及皮肤情况选用合适的造口附件用品。周围皮肤由于经常擦洗会比较干燥，可使用一些水油平衡型的护肤剂或润肤霜。

三、并发症护理

1.肠造口出血

肠造口出血通常发生在术后的 72 h 内，一般没有严重后果，应密切观察出血色、质以及量，做好交接班，可用 1∶1 000 肾上腺素溶液浸湿的纱布湿敷，出血严重患者应积极寻找出血点进行止血治疗。晚期肠造口出血常见于更换造口袋护理不当导致的黏膜出血，因此在更换造口袋时要做到动作轻柔。

2.肠造口坏死

肠造口坏死是肠造口最严重的并发症，常发生在术后 24～48 h。

（1）轻度肠造口坏死：肠造口边缘呈暗红色或微微黑色，范围不超过肠造口黏膜外的 1/3，无分泌物增多和异常臭味，肠造口皮肤无改变。

（2）中度肠造口坏死：肠造口黏膜外 2/3 呈黑紫色，有分泌物和异常臭味，但肠造口中央黏膜仍是淡红色或红色，用力摩擦则可看见黏膜出血。

（3）重度肠造口坏死：肠造口黏膜全部呈黑色，有大量分泌物和较重异常臭味，摩擦黏膜无出血点。

轻度肠造口坏死可以采取保守治疗，即采用 0.9% 氯化钠溶液纱布湿敷，一般创面能自行愈合，重度肠造口坏死需要紧急进行手术。

3.肠造口水肿

肠造口水肿临床表现为肠造口隆起、肿胀和绷紧，黏膜发亮。通常发生在术后早期。轻微者可以不用处理，严重者用 0.9% 氯化钠溶液纱布湿敷或硫酸镁纱布湿敷。

4.肠造口狭窄

由于手术时皮肤开口或腹壁内肌肉层开口太小，造成肠造口皮肤开口细小，难以看见黏膜；或肠造口皮肤开口正常，但指诊时手指难以进入，肠管周围组织紧缩。发生肠造口狭窄后，肠内容物排空不畅，出现粪便变细及低位性部分肠梗阻的症状。

（1）轻度狭窄者予以指导扩肛，戴手套用小拇指（慢慢好转后用示指）沾润滑剂轻轻进入肠造口，停留 3～5 min，每天 1 次，须长期进行。

（2）若狭窄严重影响排便，需要外科手术治疗。

5. 肠造口回缩

肠造口回缩指肠造口内陷低于皮肤表面，引起排泄物渗漏，导致肠造口周围皮肤损伤。常见于外科手术肠游离不充分，产生牵拉力；肠系膜过短；环状肠造口的支架过早除去；患者术后体重急剧增加，肠造口周围脂肪组织过多，以致肠造口内陷；肠造口周边缝线固定不足或缝线过早脱落；肠造口周边愈合不良，致瘢痕组织形成。

（1）部分肠造口回缩：指肠端尚在腹腔外，一般无须手术，但需加强对肠造口创面的护理，密切观察回缩进展情况。

（2）重度肠造口回缩：指肠造口处看不见结肠黏膜，或已有腹膜刺激征，应立即手术。

6. 肠造口脱垂

肠造口脱垂表现为肠管由造口内向外翻出来，可有数厘米至 20 cm，可能引起水肿、出血、溃疡或缺血而坏死。对患者心理影响较大。

（1）选择一件式透明造口袋造口，可容纳脱垂的肠管，便于观察。

（2）指导患者准确测量造口大小及掌握正确的粘贴方法，尺寸要恰当（以肠管直径最大为标准，不能单纯测量底部），减少换袋次数。

（3）指导患者了解肠梗阻、肠坏死的症状和体征，如有腹痛，腹胀，呕吐，停止排气、排便时应及时就医。

（4）轻度脱垂可用弹性腹待施加压迫，防止进一步脱垂。重度脱垂及发生肠坏死时要进行手术。

（5）给患者做好心理支持。

7. 肠造口旁并发症

（1）过敏性皮炎：肠造口旁过敏性皮炎是造口袋及底板的胶纸引起的过敏反应，表现为皮肤红斑和水疱、皮疹，患者自觉皮肤瘙痒、烧灼感。需要询问患者过敏史，如果是原因不明的严重过敏要做过敏试验；重新更换造口袋；涂类固醇药物，10 min 后用清水洗干净周围皮肤，再贴袋；严重者及时到皮肤科就诊。

（2）排泄物持续刺激皮肤引起皮肤糜烂，可由于肠造口皮肤不平整、回肠造口没有形成一个适当的突起、造口回缩、造口护理不当造成排泄物渗漏等而引起。应检查刺激源并去除病因；用护肤粉或水胶体敷料治疗破损部位；指导患者选择合适的造口用品及采用正确的贴袋方法。

（3）感染：有毛囊炎和细菌感染者，多数由于去除毛发方法不当，如剃毛太频繁；不小心去除造口袋造成造口周围皮肤损伤。应指导患者使用电动剃须刀，毛发长的先剪短；指导正确撕除造口袋的方法；防止损伤；造口袋更换的时间应适宜；必要时遵医嘱使用抗生素。

（4）肠造口旁疝：肠造口旁疝可发生于术后数月或数年后。轻者引起造口基部或周围组织鼓起，尤其是坐起或抬头，症状在站立或工作时最为显著，躺下时鼓起部分会消失；排便习惯改变，有些患者在灌肠后会没有粪便和灌洗液排出；严重者小肠会经肠壁疝出，引起肠梗阻。应指导患者术后 6～8 周避免提举重物，体力劳动的工作应佩戴造口腹带；重新选择合适的造口袋，如用较软底板的造口袋；重新指导患者换袋技巧，如利用镜子帮助观察是否有肠梗阻症状；停止结肠灌洗；减轻腹压，如慢性便秘要用药物治疗、咳嗽时应用手压住造口处以使腹压减轻；减轻体重；情况较轻，可佩戴特制的造口腹带扶托。

四、饮食护理

肠造口患者的饮食护理除了本身患有须注意饮食的疾病外，肠造口患者原则上不需忌口，只要均衡饮食即可。注意饮食卫生，平时可多喝水，多吃水果、蔬菜，避免生冷、辛辣等刺激性食物。但为了提高患者的生活质量可适当少吃或不吃某些食物。如为了避免造口袋胀气，尽量避免食用产气较多或产臭气的食物，进食时应细嚼慢咽以免吞入过多气体；少吃一些会引起腹泻或便秘的食物等。

（1）易产气的食物与饮料，包括豆类、萝卜、洋葱、番薯、莴笋、鸡蛋、芝士、啤酒等。

（2）易致稀便的食物与饮料，包括绿豆、菠菜、花椒、八角、咖喱、蒜头、啤酒等。

（3）易致便秘的食物，如奶制品、甜食等。

五、生活护理

有了肠造口之后，患者在生活习惯上会有所改变，但只要正确掌握了护理知识，就能正常回归社会生活。

1. 预防疾病
天气变化时要注意防止感冒咳嗽，减少腹压增加的机会。

2. 衣着
可与术前衣着一样或适当宽松、柔软些，腰带处不宜过紧以免对肠造口造成压迫。

3. 沐浴
可采用淋浴的方式洗澡，尽量不要在浴缸中浸泡，使用中性的皂液，在需要更换造口袋时，可取下造口袋直接淋浴，淋浴结束后再贴上新的造口袋洗澡时水是不会进入造口的，还可以彻底清洗造口及其周围皮肤。

4. 运动或旅行
平时可参加一些体育锻炼，但避免增加腹压的剧烈运动及有身体接触的体育项目,防止由于体重的增加而导致一些肠造口并发症,如肠造口旁疝,肠造口回缩、凹陷、脱垂等。可以进行太极拳、八段锦等活动;游泳时可选用小型造口袋。鼓励肠造口患者外出旅行,从短途到长途旅行,做好充分准备,随身携带足够的肠造口护理用品。

5. 社交

鼓励肠造口患者参与各种社交活动,有学者研究发现,加强康复期肠造口患者的健康教育,鼓励肠造口患者参加肠造口联谊会并参与有组织的各种集体活动,可改善肠造口患者的生存质量。做好患者的情志护理,鼓励患者多与他人交流,参与社会接触,保持愉悦心情,可以适当参加些社会活动,病情允许可重返工作岗位,这些对身体的康复都是非常有帮助的。

第三节　化疗的相关护理

抗肿瘤药物能杀灭肿瘤细胞、抑制恶性肿瘤生长、控制疾病进展,但大部分抗肿瘤药物毒副作用较大,在肿瘤细胞与正常细胞之间无靶向性,可以说是无差别攻击细胞,会对机体各个系统功能造成较大影响。由于各个患者对化疗的不良反应各不相同,因此护理人员应密切观察患者病情变化、化疗毒副反应发生时间和严重程度,尽量减轻化疗毒副反应。

一、输液部位的选择

应在化疗给药前全面地评估患者的血管情况、药物的性质,有条件者应首选中心静脉给药,如经外周静脉穿刺的中心静脉导管(PICC)、皮下埋藏式导管输注系统静脉输液港（PORT）等。如果患者为外周静脉留置针给药，留置针应当日拔除。

二、胃肠道毒副反应的护理

化疗导致的大肠癌患者胃肠道毒副反应较常见，大多化疗药物都会引起不同程度恶心、呕吐。对此，护理人员应采取如下措施。

（1）应于化疗前向患者做好解释工作，减轻患者顾虑，提供心理支持。

（2）保持患者病房环境整洁、干净、无异味，减轻不良刺激。

（3）在展开化疗前及时、准确地给予患者止吐药物，如 5- 羟色胺受体阻断药（盐酸昂丹司琼、盐酸格雷司琼）、甲氧氯普胺等，必要时可以采用镇静药物进行辅助治疗。

（4）指导患者化疗期间饮食清淡、少量多餐，保持口腔的清洁。

（5）对恶心、呕吐严重的患者，给予患者补液，以维持水、电解质平衡，并严格记录出入量。

三、骨髓抑制的护理

骨髓抑制在大肠癌化疗患者中也较为常见。应采取如下护理措施。

（1）严格掌握患者的化疗适应证，化疗前完善骨髓、血常规检查，若白细胞 $< 4 \times 10^9$/L，血小板 $< 80 \times 10^9$/L，应调整适当的化疗治疗方案，必要时暂缓。

（2）给予患者营养支持，如给予高能量、高蛋白质、高维生素饮食等。

（3）化疗过程中定期检查血常规。

（4）化疗导致的白细胞下降，尤其是粒细胞下降时，应该加强防治感染的措施。

（5）血小板降低时要告知患者避免出血，观察患者皮肤是否有瘀血、瘀斑及其他出血症状。告知患者日常生活中避免碰撞，拔针后要增加按压时间，保持大便通畅。若患者出现头痛、恶心症状要警惕颅内出血，应及时通知医师进行处理。

（6）如果是女性患者，要注意月经出血量和持续时间。

四、心脏毒性的护理

（1）在给予患者实施化疗前，应了解患者有无心脏病病史，通过常规行心电图检查了解患者心功能情况。

（2）观察患者病情，倾听主诉，严密监测心率以及心律变化，必要时给予患者心电监护。

（3）嘱咐患者注意休息，减轻心脏的负荷，减少心肌耗氧量，少吃多餐以避免加重心脏负担。

（4）发现患者出现心功能受损，参考心肌病的治疗方法进行治疗。

五、泌尿系统毒性的护理

（1）在给予患者实施化疗前，应通过常规肾功能检查了解患者肾功能。

（2）给予患者实施化疗前或化疗期间应嘱咐患者多喝水，以维持患者尿量在 2 000 ～ 3 000 ml。

（3）告知患者如何观察尿液的性状，准确记录患者每日的出入量，让患者出现任何不适反应及时反映。

六、肝脏毒性的护理

大部分的抗肿瘤化疗药物需要经过肝脏代谢、活化或者灭活，如果化疗药物的负荷超过肝脏的代谢能力或者患者本身存在一定程度的肝功能损害，抗肿瘤化疗药物的肝脏毒性就更易损伤肝脏，可以是引起急性的肝损害，如肝炎、肝脏坏死等，也可以是长期用药导致的慢性肝损伤。化疗药物导致的肝损伤主要表现为恶心、呕吐、食欲减退、乏力、肝大以及黄疸等。对化疗药物导致肝损伤患者应采取以下措施。

（1）给予患者化疗前应实施常规肝功能检查以了解患者肝功能情况，有异常者应慎用或不用化疗药物，必须时须行保肝治疗。

（2）严密观察患者病情变化，及时倾听患者主诉，如患者主诉恶心、呕吐、肝区疼痛等，应及时采取有效措施治疗。

（3）嘱咐患者饮食宜清淡，适当增加维生素和蛋白质的摄入。

七、免疫抑制的护理

化疗导致的免疫抑制常可见口腔真菌感染，可给予患者口泰漱口液清洁口腔，局部涂锡类散，同时嘱咐患者注意口腔卫生，日常应采用软毛刷刷牙，进食后应漱口，尽量不进食刺激性粗糙食物。其他常见各种病毒感染，如水痘－带状疱疹病毒，可给予抗病毒和镇痛药物。

八、皮肤的护理

脱发是化疗患者最常见的皮肤不良反应，易给患者带来心理上的负担，甚至有患者因此中断治疗。对此，应给予患者如下护理措施。

（1）在开始化疗前，给患者做好心理护理，提前告知患者可能出现的脱发的不良反应，并说明脱发只是暂时的不良反应，无须过于担心。

（2）建议患者在化疗期间若脱发则剪短或剃光头发。

（3）建议患者可以通过戴假发来改善形象。

（4）嘱咐患者保持皮肤清洁，不要抓挠皮肤，避免皮肤发生破溃。

第四节　放疗的相关护理

一、放射性皮肤损伤的护理

放疗过程中，需要以紫色标记划出患者被照射部位，治疗过程中，光束必须通过标记的皮肤区域表面进入病灶部位。因此放疗容易引起照射野内皮肤的放射性皮肤损伤。应注意采取以下措施进行护理。

（1）保持皮肤的干燥清洁。

（2）穿柔软、宽松、吸湿能力强的内衣裤。

（3）减少照射野内皮肤的摩擦。

（4）用温水软毛巾轻轻清洗照射野皮肤，禁止冷热刺激，禁止采用酒精、肥皂以及其他对皮肤有刺激性的药物用于照射野皮肤。

（5）照射野皮肤禁止粘贴胶布，禁止作为注射点。

（6）禁止抓挠照射野皮肤，皮肤脱屑时切忌用手撕剥，瘙痒时可通过轻轻拍打的方式缓解。局部皮肤出现红斑，有烧灼感和瘙痒感时，可以采用冰片滑石粉止痒。若皮肤充血、水肿甚至糜烂、渗液时，应暂停放疗。

二、放射性肠炎的护理

放射性肠炎也是放疗患者常见不良反应之一。患者放疗过程中应采取以下措施进行护理。

（1）放疗时取患者俯卧位，以通过体位挤压部分小肠朝上移动，减少对小肠的照射。

（2）放疗时，让患者憋尿使膀胱充盈，以将部分小肠挤到腹腔，减少对小肠的照射。

（3）嘱咐患者在放疗过程中少进食纤维素及其他对肠壁有刺激的食物。

（4）当患者出现黏液便、血便或腹痛、腹泻等症状时，应考虑患者发生放射性肠炎的可能，注意观察大便的性状，对症治疗，如给予患者止泻药物等。

（5）若患者有水、电解质、酸碱平衡紊乱，应及时静脉补液。

三、全身反应的护理

放疗过程中，患者除了易出现上述不良反应，还可能出现全身性不良反应，如恶心、呕吐、贫血以及骨髓抑制等情况。如出现恶心、呕吐，应该嘱咐患者少吃多餐，对症使用止吐药物，或通过劝慰给予患者心理和情感上的支持。如患者出现贫血，则限制患者不必要的活动，建议患者多进食含铁丰富的食物和绿色蔬菜，告知患者更换体位时应缓慢。如出现骨髓抑制，则不能给予患者使用阿司匹林类药物；告知患者不要用手指挖鼻孔，避免碰撞，使用剪刀、刀子等时应格外小心，避免锐器伤；给予患者升血小板和白细胞药物治疗。

四、放疗前后注意事项

（1）叮嘱患者放疗前后半小时内应避免进食，放疗后要静卧半小时。

（2）保持放射野区域内皮肤标记清晰，如有褪色应及时请主管医生进行描绘。

（3）叮嘱患者要定期复查血常规，预防感冒的发生。

（4）叮嘱患者放疗前排空小便，放疗后保持每天饮水量在2 000～3 000 ml，以帮助毒素排出。

（5）叮嘱患者可多食用鸡汤、牛肉、猪肝、排骨、牛奶等以增强营养。

（6）叮嘱患者放疗结束后应继续保护照射野皮肤至少1个月。

第五节　PICC 和 PORT 的相关护理

一、PICC 置管后的护理

（1）保持局部干燥清洁：嘱咐患者不能擅自撕下贴膜，若贴膜有卷曲、松动或者贴膜下有汗液时应请护士及时更换。

（2）在治疗的间歇期对 PICC 管进行维护：每周对 PICC 进行维护，如冲管、更换贴膜、更换输液接头等。

（3）观察导管穿刺点周围皮肤：应密切关注导管穿刺点周围皮肤有无疼痛、发红、肿胀、渗液等，并观察导管留置于体外的长度，同时告知患者如果发现异常应及时告知医生或护士。

（4）缩短更换贴膜的时间：若患者对透明贴膜过敏而更换了通透性更高的贴膜，则应缩短更换贴膜的时间。

二、PORT 置管后的护理

（1）保持局部干燥清洁：密切观察患者 PORT 周围皮肤是否存在发红、肿胀、疼痛、灼热感等炎性反应。

（2）管理导管：非耐高压型 PORT 严禁使用高压注射造影剂，以防止导管破裂。

（3）在治疗间歇期对 PORT 管进行维护：每月对 PORT 管进行一次冲管、封管等维护。

第六章　经典与疑难病例

【病例1】　患者，男，75岁，结肠腺癌化疗后免疫治疗中。

基本情况：2020年6月，患者偶然发现右下腹肿块（具体不详），无便血、腹泻、便秘、潮热、盗汗等不适，患者未予重视。2020年10月，患者发现右下腹肿块长大伴有腹痛症状。

相关检查：行肠镜，肠镜到达升结肠，升结肠见隆起新生物，全环生长，肠腔狭窄，肠镜无法通过，表面溃烂、覆盖秽物，取活检组织质脆、易出血，降结肠距肛4 cm见直径1.2～1.5 cm大小山田Ⅲ型息肉样隆起物，光滑、无糜烂。升结肠活检示：腺癌。行胸腹部CT（2020年11月4日）示：回盲部及邻近结肠回肠壁明显不规则增厚占位，考虑恶性肿瘤可能，其他待排，须结合病理检查，部分病变突向髂窝并与右侧髂肌分界不清，邻近腹膜系膜增厚，并数个小淋巴结；阑尾扩张并管壁增厚、肠腔内积液，其近段与占位分界不清，系受累可能，周围少许局限性积液；肝内数枚囊肿可能，肝右后叶下段不规则结节状强化灶，系动静脉瘘？不典型血管瘤？胆囊结石，双肾小囊肿，前列腺增生，双肺内散在多发慢性炎性改变及陈旧性病变，右肺中叶部分实变，双侧部分支气管稍扩张，随诊，L_3、L_4椎体内高密度小结节，倾向良性，骨岛可能。

治疗方案：于2020年的1月13日和2020年12月5日行XELOX方

案全身化疗。具体方案为：奥沙利铂（180 mg ivgtt d1）＋培他滨片（1.5 g po bid d1–14）。

治疗后复查胸腹部 CT（2021 年 1 月 12 日）示：回盲部及邻近结肠回肠壁明显增厚占位，病灶较前稍增大、其内坏死较前稍明显，邻近腹膜系膜增厚并数个稍大淋巴结，较前变化不明显，周围及盆腔少许局限性积液，较前稍明显；肝内数枚囊肿可能，原肝右后叶下段不规则结节状强化灶，较前显示欠清，必要时行 MR 检查；胆囊结石，双肾小囊肿，前列腺增生，均同前相似；双肺内散在多发慢性炎变及陈旧性病变，双肺局部支气管稍扩张，较前类似；L₃、L₄ 椎体内高密度小结节，均与前类似；纵隔及双肺门数个小及稍大淋巴结，较上次平扫显示稍明显。

复查后治疗方案：考虑化疗疗效欠佳，分别于 2021 年的 1 月 13 日和 2021 年 2 月 3 日予纳武利尤单抗 140 mg 的免疫治疗，经治疗后患者腹痛有所好转，复查 CT 见图 6–1。

后于 2021 年 2 月 24 日予纳武利尤单抗 140 mg 免疫治疗，联合中药生物碱（鸦胆子油乳注射液）解毒抑癌，中医辨证为瘀毒内阻证，中药以活血化瘀解毒为法处方，予膈下逐瘀汤加减，处方如下：当归 15 g，赤芍 15 g，三棱 15 g，莪术 15 g，桃仁 10 g，红花 5 g，枳实 10 g，红藤 15 g，大腹皮 15 g，郁金 10 g，木香 10 g，砂仁 10 g 后下，炙甘草 5 g，水煎服，每日一剂。

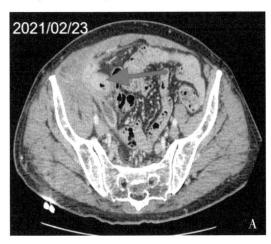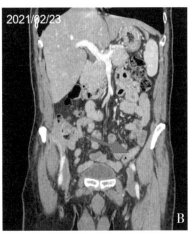

图6-1　2021年2月23日复查CT资料

2021年3月16日再次予纳武利尤单抗140 mg免疫治疗，联合中药生物碱（鸦胆子油乳注射液）解毒抑癌，中医辨证为瘀毒内阻证，中药以活血化瘀解毒为法处方，予膈下逐瘀汤加减，处方如下：当归15 g，赤芍15 g，三棱15 g，莪术15 g，桃仁10 g，红花5 g，枳实10 g，三七15 g，大腹皮15 g，白术10 g，木香10 g，砂仁10 g后下，炙甘草5 g，水煎服，每日一剂。

2021年4月9日再次予纳武利尤单抗140 mg免疫治疗，联合中药生物碱（鸦胆子油乳注射液）解毒抑癌，中医辨证为瘀毒内阻证，中药以活血化瘀解毒为法处方，予膈下逐瘀汤加减，处方如下：当归15 g，赤芍15 g，三棱15 g，莪术15 g，桃仁10 g，苍术5 g，浙贝母10 g，三七15 g，大腹皮15 g，猪苓10 g，木香10 g，粉葛10 g，炙甘草5 g，水煎服，每日一剂。

2021年4月30日再次予纳武利尤单抗140 mg免疫治疗，联合中药生物碱（鸦胆子油乳注射液）解毒抑癌，中医辨证为瘀毒内阻证，中药以活血化瘀解毒为法处方，予膈下逐瘀汤加减，处方如下：当归15 g，赤芍15 g，三棱15 g，莪术15 g，桃仁10 g，苍术5 g，浙贝母10 g，三七15 g，大腹皮15 g，猪苓10 g，麦冬10 g，柴胡10 g，炙甘草5 g，水煎服，每日一剂。

2021年5月21日再次予纳武利尤单抗140 mg免疫治疗，联合中药生物碱（鸦胆子油乳注射液）解毒抑癌，中医辨证为瘀毒内阻证，中药以活血化瘀解毒为法处方，予膈下逐瘀汤加减，处方如下：当归15 g，赤芍15 g，三棱15 g，莪术15 g，桃仁10 g，苍术5 g，浙贝母10 g，三七15 g，土茯苓15 g，猪苓10 g，余甘子10 g，白术10 g，炙甘草5 g，水煎服，每日一剂。

2021年6月13日再次予纳武利尤单抗140 mg免疫治疗，联合中药生物碱（鸦胆子油乳注射液）解毒抑癌，中医辨证为瘀毒内阻证，中药以活血化瘀解毒为法处方，予膈下逐瘀汤加减，处方如下：当归15 g，赤芍15 g，三棱15 g，莪术15 g，桃仁10 g，苍术5 g，浙贝母10 g，三七

15 g，大腹皮 15 g，猪苓 10 g，豆蔻 10 g 后下，枳壳 10 g，炙甘草 5 g，水煎服，每日一剂。

2021 年 7 月 13 日再次予纳武利尤单抗 140 mg 免疫治疗，联合中药生物碱（鸦胆子油乳注射液）解毒抑癌，中医辨证为瘀毒内阻证，中药以活血化瘀解毒为法处方，予膈下逐瘀汤加减，处方如下：当归 15 g，赤芍 15 g，三棱 15 g，莪术 15 g，桃仁 10 g，苍术 5 g，浙贝母 10 g，三七 15 g，大腹皮 15 g，法半夏 10 g，半枝莲 10 g，余甘子 10 g，炙甘草 5 g，水煎服，每日一剂。

2021 年 8 月 12 日再次予纳武利尤单抗 140 mg 免疫治疗，联合中药生物碱（鸦胆子油乳注射液）解毒抑癌，中医辨证为瘀毒内阻证，中药以活血化瘀解毒为法处方，予膈下逐瘀汤加减，处方如下：当归 15 g，赤芍 15 g，三棱 15 g，莪术 15 g，桃仁 10 g，苍术 5 g，浙贝母 10 g，三七 15 g，南沙参 15 g，豆蔻 10 g 后下，木香 10 g，麦冬 10 g，炙甘草 5 g，水煎服，每日一剂。

复查腹部 CT 示：回盲部肠壁不规则增厚、强化，管腔狭窄，累及升结肠、回盲部及阑尾。阑尾肿胀、管壁增厚、扩张，累及长度约 7 cm，管壁浆膜面毛糙。回结肠系膜肿胀，多发淋巴结肿大、强化，大者直径约 1.1 cm；右下腹壁及髂腰肌受侵，呈不规则软组织肿块，明显强化，相应节段髂外血管被包埋。上述结构改变，较 5 月 26 日 CT 片，结肠肿块及邻近侵犯范围缩小。直肠左侧后壁略增厚，强化，浆膜面光整，较前变化不大。肝内见数个散在稍低、低密度占位，较大者位于肝左内叶，直径约 2.4 cm，增强未见明确强化，多系囊肿。胆囊结石，直径约 1.2 cm，胆总管未见明确扩张。双肾多发无强化低密度占位，大者位于左肾、大小约 2.4 cm，多系囊肿。腹主动脉，左右髂总、髂内外动脉粥样硬化，右侧髂内动脉混合斑块形成，管腔狭窄。前列腺略增大，横径约 5.1 cm，略不均匀强化。胰腺、脾脏、双侧肾上腺及膀胱平扫及增强未见明确异常。腹腔及盆腔未见积液征象。L_3、L_4 椎体右侧分见高密度结节，骨岛？左肺下舌段纤维灶。扫及左肺上叶下舌段少许纤维灶。

2021年9月10日再次予纳武利尤单抗140 mg免疫治疗，联合中药生物碱（鸦胆子油乳注射液）解毒抑癌，中医辨证为瘀毒内阻证，中药以活血化瘀解毒为法处方，予膈下逐瘀汤加减，处方如下：当归15 g，赤芍15 g，三棱15 g，莪术15 g，桃仁10 g，苍术5 g，法半夏10 g，三七15 g，炒白术15 g，猪苓10 g，余甘子10 g，浙贝母10 g，炙甘草5 g，水煎服，每日一剂。

2021年11月4日再次予纳武利尤单抗140 mg免疫治疗，联合中药生物碱（鸦胆子油乳注射液）解毒抑癌，中医辨证为瘀毒内阻证，中药以活血化瘀解毒为法处方，予膈下逐瘀汤加减，处方如下：当归15 g，赤芍15 g，三棱15 g，莪术15 g，桃仁10 g，苍术5 g，法半夏10 g，三七15 g，大腹皮15 g，半枝莲10 g，木香10 g，浙贝母10 g，炙甘草5 g。水煎服，每日一剂。

复查腹部CT示（图6-2）：①回盲部及周围肠管肠壁明显增厚，不规则强化，管腔狭窄，累及升结肠、回盲部及阑尾。阑尾肿胀、管壁增厚、扩张、管壁浆膜面毛糙。回结肠系膜肿胀，多发淋巴结肿大、强化，大者直径约1.0 cm；右下腹壁及髂腰肌受侵，呈不规则软组织肿块、明显强化、相应节段髂外血管被包埋。与2021.08.18CT比较，结肠肿块及邻近侵犯范围缩小，右下腹壁及髂腰肌受侵范围较前略小。②直肠左后壁不规则略增厚，呈不均匀强化，浆膜面光整，较前变化不大。③肝内见数个散在稍低、低密度占位，较大者位于肝左内叶，大小约2.4 cm，增强未见明确强化，多系囊肿。④胆囊结石，大小约1.3 cm×0.9 cm；胆总管未见明确扩张。⑤双肾多发无强化低密度占位，大者位于左肾、大小约2.4 cm，多系囊肿。⑥腹主动脉、左右髂总、髂内外动脉粥样硬化，右侧髂内动脉混合斑块形成，管腔狭窄。⑦前列腺略增大。⑧脾脏、胰腺、双侧肾上腺及膀胱平扫及增强未见明确异常。⑨腹腔及盆腔未见积液征象。⑩L_3、L_4椎体右侧分见高密度结节？ ⑪左肺上叶下舌段纤维灶。

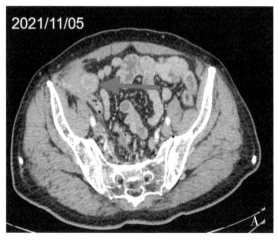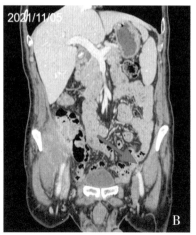

图6-2　2021年11月5日复查CT资料

【病例2】患者，男，31岁，诊断为：结肠低分化腺癌术后化疗后伴肺转移、腹腔转移。

基本情况：2015年6月，患者无明显诱因出现腹痛，无明显放射痛，与体位无明显关系，伴肛门停止排便、排气。

相关检查：行肠镜检查示升结肠黏膜肿胀伴狭窄，病理检查结果为印戒细胞癌。

完善相关检查后于2015年6月24日行全麻下"结肠癌根治术"，术后病检示：结肠浸润型低分化腺癌，最大直径约5.0 cm，癌组织浸润肠壁全层，脉管内见癌栓，切缘未见癌，未累及阑尾根部，回肠系膜及肠周淋巴结未见癌转移，癌细胞：p53（＋）、Ki-67（＋，75%）、CEA（＋）、EGFR（－）、CDX-2（＋）、GST-2（＋）、GST-π（＋）、P-gp（－）、MRP（＋）、TS（－）、Top Ⅱ（Ⅱ）。

治疗方案：患者于2015年7月21日于该院开始行全身化疗。具体方案如下："亚叶酸钙（300 mg）＋替加氟（0.8 g）＋奥沙利铂（150 mg）"。之后患者行肿瘤药敏试验后，于2015年的8月25日、9月22日、10月29日、12月2日和2016年1月4日予亚叶酸钙300 mg＋替加氟0.8 g＋伊立替康160 mg行全身化疗。之后定期复查无特殊。

2021 年 3 月，患者无明显诱因出现身目黄染，伴有恶心、呕吐，消瘦，行腹部 CT 及 MRCP 示：①胆囊及肝外胆管壁上方胆道梗阻，考虑炎性改变，未除外肿瘤来源。②右肾周感染。③肺上叶后段磨玻璃小结节，性质待定。患者随即行 PET/CT（2021 年 3 月 24 日）示：①上腹部广泛浸润性病变，其中肝门区及胆囊窝病灶浸润压迫相邻十二指肠球部、胆囊及肝外胆管系统，右肾周病灶包绕右侧肾上腺，侵犯相邻肝后叶下段，并浸润压迫右侧肾盂及输尿管致肾盂积水扩张。②右侧腰大肌、右侧腰方肌、右肾周后间隙及右侧腹壁肌间隙广泛浸润病变，以上所见，提示肿瘤病变可能，建议行 FAPI PET/CT 显像评估。③右肺下叶胸膜下多发良性小结节，肝内胆管轻度扩张，主胰管轻度扩张，结肠呈术后改变。

2021 年 3 月 29 日在全麻下行"肠粘连松解术 + 胃空肠吻合术 + 腹腔肿物活检术"。术中所见：腹腔未见腹水，右上腹广泛粘连，肝下、右肾筋膜前、左至小网膜囊广泛白色质硬团块浸润，移动性差，肝十二指肠韧带呈冰冻样浸润，无法显露胆总管，原回肠末端－横结肠吻合口粘连固定于团块中，肠管未见梗阻扩张，取右肾筋膜前组织活检，行胃空肠结肠前吻合。术后病理诊断：（肝门部占位）镜检纤维脂肪组织内见异型细胞弥漫浸润性生长，部分细胞呈印戒样，结合临床病史及免疫组化结果，符合转移性低分化腺癌，行免疫组化示：CK（＋）、CK20（＋）、CDX-2（＋）、CK7（－）、Ki-67（＋，约 8%）、p53（＋，约 60%）、CD68（－）。后患者出院。

2021 年 5 月，患者因腹壁切口处红肿，再次就诊，于 2021 年 5 月 24 日行"腹部慢性溃疡修复术"。复查胸腹部 CT（2021 年 6 月 4 日）示：①右侧胸腔大量积液，伴右下肺受压实变不张，右上肺少许炎症灶，双肺多发散在粟粒结节，双侧肺门、纵隔多发增大淋巴结，拟转移。②"结肠癌术后改变"无前片对比，术区肠管未见明显增厚，右前腹壁造瘘口局部腹壁增厚与后侧肠管粘连，伴局部结肠扩张潴留。③右侧肾周软组织弥漫性增厚，包绕右肾及输尿管伴右肾盂扩张、右肾功能减弱，累及胆囊及肝门区，右后腹壁、腰大肌 – 右侧髂窝软组织增厚伴多发软组织结节，右肝后缘结节，以上均拟肿瘤转移可能，胃窦及十二指肠壁肿胀，下腔静脉及右肾静脉回流受压重度变窄。④胆总管壁增厚，PTBD 术后肝内胆管稍扩张、左肝 – 肝门区引流管留置、前列腺肥大、盆腔少量积液。

于 2021 年 6 月 4 日予 mFOLFOX6+ 爱比妥行姑息化疗，具体方案："奥沙利铂（150 mg）+ 左亚叶酸钙（0.25 g）+5–FU（0.5 g，iv 3.75 g，civ 46 h）"。之后患者于出现腹壁胃肠瘘道。

2021 年 6 月 15 日患者再次就诊，相关检查示：AFP 为 1.88 ng/ml，CEA 为 5.68 ng/ml，CA125 为 300.90 μg/ml，CA153 为 11.07 μg/ml，CA199 为 60.12 μg/ml。采用中药生物碱（通关藤注射液）清热解毒抑瘤，中医辨证为湿热郁盛证，中药以清热燥湿解毒抑瘤为法处方，予白头翁汤加减。处方如下：白头翁 15 g，秦皮 10 g，黄柏 15 g，黄连 6 g，地榆 10 g，木香 9 g，苦参 15 g，仙鹤草 20g，薏苡仁 20 g，败酱草 20 g，红藤 20 g，枳壳 10 g，当归 10 g，炙甘草 10 g，水煎服，每日 1 剂。

后患者腹壁胃肠瘘道逐渐愈合。行胸部 CT 示（图 6-3）：临床提示"结肠恶性肿瘤"。①右肺上叶后段及左肺下叶后基底段小结节，随诊。②纵隔内数个小及稍大淋巴结。③右侧胸腔中等量积液，伴右下肺部分肺组织受压实变不张及少许炎变。④扫及右肾周围、右腰大肌、右侧膈肌走行区及肝门区不规则条片状增厚影，另右肾上腺区多发囊性结节及肿块，胆管引流区术后改变，请结合腹部检查。腹部 MRI 示：①结肠术后，术区肠管结构紊乱，右肾周围、右腰大肌、腰方肌及髂肌表面、右侧膈肌走行区及肝门区不规则条片状增厚强化影，另右肾上腺区多发囊性结节及肿块，伴右输尿管壁稍厚强化，右肾轻度积水，右肾静脉及下腔静脉受压变窄，下腔静脉强化欠均匀。②肝右后叶下段包膜区小结节，随诊，胆管引流术后改变，余肝内多个微小囊肿。③腹腔干周围多个软组织结节影，多系增大淋巴结，右腰部强化小片结影，考虑血管影。④直肠中下段壁稍显厚，考虑肠管收缩所致。⑤盆腔少量积液。

⑥ L_2 椎体、右侧髋臼、双侧髂骨及股骨头多个强化结节影，多系骨转移，必要时结合骨扫描。⑦扫及胸腔少量积液，右肺下叶部分受压不张，右侧心膈角区多个小淋巴结。

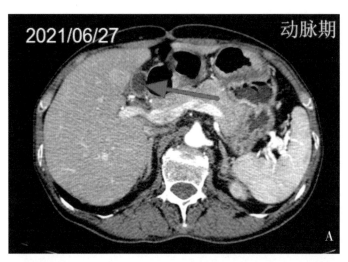

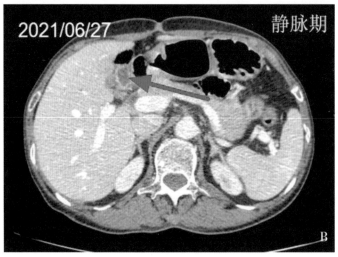

图6-3　2021年6月27日复查CT资料

2021 年 6 月 29 日予"奥沙利铂（150 mg）+ 亚叶酸钙（200 mg）+5-FU（0.5 g，iv 3.5 g 持续静脉泵入 46 h）方案"行全身化疗，中药生物碱（通关藤注射液）清热解毒抑瘤，中医辨证为湿热郁盛证，中药以清热燥湿解毒抑瘤为法处方，予白头翁汤加减。处方如下：白头翁 15 g，秦皮 10 g，黄柏 15 g，黄连 6 g，地榆 10 g，木香 9 g，苦参 15 g，仙鹤草 20 g，车前子 20 g，败酱草 20 g，苍术 20 g，枳壳 10 g，当归 10 g，炙甘草 10 g，水煎服，每日 1 剂。

复查肿瘤标志物：AFP 为 2.78 ng/ml，CEA 为 4.69 ng/ml，CA125 为 288.40 μg/ml，CA-153 为 10.17 μg/ml，CA-199 为 58.32 μg/ml。

2021 年 7 月 27 日予"奥沙利铂（150 mg）+ 亚叶酸钙（200 mg）+ 氟 5-FU（0.5 g，iv 3.5 g 持续静脉泵入 46 h）方案"行全身化疗，中药生物碱（通关藤注射液）清热解毒抑瘤，中医辨证为湿热郁盛证，中药以清热燥湿解毒抑瘤为法处方，予白头翁汤加减，处方如下：白头翁 15 g，秦皮 10 g，黄柏 15 g，黄连 6 g，地榆 10 g，木香 9 g，苦参 15 g，仙鹤草 20 g，砂仁 20 g 后下，鱼腥草 20 g，红藤 20 g，枳壳 10 g，当归 10 g，炙甘草 10 g，水煎服，每日 1 剂。

复查肿瘤标志物：AFP 为 4.30 ng/ml，CEA 为 3.43 ng/ml，CA125 为 228.20 μg/ml，CA153 为 13.7 μg/ml，CA199 为 34.60 μg/ml。

2021 年 8 月 19 日予"奥沙利铂（150 mg）+ 亚叶酸钙（200 mg）+5-FU（0.5 g，iv 3.5 g 持续静脉泵入 46 h）方案"行全身化疗，中药生物碱（通关藤注射液）清热解毒抑瘤，中医辨证为湿热郁盛证，中药以清热燥湿解毒抑瘤为法处方，予白头翁汤加减，处方如下：白头翁 15 g，秦皮 10 g，黄柏 15 g，黄连 6 g，地榆 10 g，木香 9 g，苦参 15 g，丝瓜络 20 g，薏苡仁 20 g，女贞子 20 g，白术 20 g，生晒参 10 g，当归 10 g，炙甘草 10 g。水煎服，每日 1 剂。

复查肿瘤标志物：AFP 为 5.22 ng/ml，CEA 为 4.21 ng/ml，CA125 为 217.30 μg/ml，CA153 为 10.7 μg/ml，CA-199 为 25.20 μg/ml。

2021 年 9 月 13 日予"奥沙利铂（150 mg）+ 亚叶酸钙（200 mg）+5-FU（0.5 g，iv 3.5 g 持续静脉泵入 46 h）方案"行全身化疗，中药生物碱（通关藤注射液）清热解毒抑瘤，中医辨证为湿热郁盛证，中药以清热燥湿解毒抑瘤为法处方，予白头翁汤加减，处方如下：白头翁 15 g，秦皮 10 g，黄柏 15 g，黄连 6 g，地榆 10 g，木香 9 g，苦参 15 g，生晒参 20 g，薏苡仁 20 g，大腹皮 20 g，党参 20 g，黄芪 10 g，当归 10 g，炙甘草 10 g，水煎服，每日 1 剂。

复查肿瘤标志物：AFP 为 3.33 ng/ml，CEA 为 4.14 ng/ml，CA125 为 163.60 μg/ml，CA153 为 11.20 μg/ml，CA199 为 27.65 μg/ml。

2021 年 10 月 9 日予"奥沙利铂（150 mg）+ 亚叶酸钙（200 mg）+5-FU（0.5 g，iv 3.5 g 持续静脉泵入 46 h）方案"行全身化疗，中药生物碱（通关藤注射液）清热解毒抑瘤，中医辨证为湿热郁盛证，中药以清热燥湿解毒抑瘤为法处方，予白头翁汤加减，处方如下：白头翁 15 g，秦皮 10 g，黄柏 15 g，黄连 6 g，地榆 10 g，木香 9 g，苦参 15 g，丝瓜络 20 g，柴胡 20 g，大腹皮 20 g，苍术 20 g，生晒参 10 g，猪苓 10 g，炙甘草 10 g，水煎服，每日 1 剂。

复查肿瘤标志物：AFP 为 3.18 ng/ml，CEA 为 6.12 ng/ml，CA125 为 128.30 μg/ml，CA153 为 11.7 μg/ml，CA199 为 34.13 μg/ml。

2021 年 11 月 6 日予"奥沙利铂（150 mg）+ 亚叶酸钙（200 mg）+5-FU（0.5 g，iv 3.5 g 持续静脉泵入 46 h）方案"行全身化疗，中药生物碱（通关藤注射液）清热解毒抑瘤，中医辨证为湿热郁盛证，中药以清热燥湿解毒抑瘤为法处方，予白头翁汤加减，处方如下：白头翁 15 g，秦皮 10 g，黄柏 15 g，黄连 6 g，地榆 10 g，木香 9 g，苦参 15 g，黄芪 20 g，豆蔻 20 g 后下，女贞子 20 g，白术 20 g，党参 10 g，大枣 10 g，炙甘草 10 g，水煎服，每日 1 剂。

复查肿瘤标志物：AFP 为 3.85 ng/ml，CEA 为 7.40 ng/ml，CA125 为 88.70 μg/ml，CA153 为 8.60 μg/ml，CA199 为 45.00 μg/ml。

2021 年 12 月 6 日予"奥沙利铂（150 mg）+ 亚叶酸钙（200 mg）+5-FU（0.5 g，iv 3.5 g 持续静脉泵入 46 h）方案"行全身化疗，中药生物碱（通关藤注射液）清热解毒抑瘤，中医辨证为湿热郁盛证，中药以清热燥湿解毒抑瘤为法处方，予白头翁汤加减。处方如下：白头翁 15 g，秦皮 10 g，黄柏 15 g，黄连 6 g，地榆 10 g，木香 9 g，苦参 15 g，仙鹤草 20 g，薏苡仁 20 g，首乌 20 g，苍术 20 g，熟地黄 10 g，当归 10 g，炙甘草 10 g，水煎服，每日 1 剂。

复查肿瘤标志物：AFP 为 2.42 ng/ml，CEA 为 5.93 ng/ml，CA125 为 22.80 μg/ml，CA153 为 9.90 μg/ml，CA199 为 63.80 μg/ml。行腹部 MRI 示：①结肠术后，术区肠管结构紊乱：右肾周围、右腰大肌、腰方肌及髂肌表面、右侧膈肌走行区及肝门区不规则条片状增厚强化影，较前明显，另右肾上腺区多发囊性结节及肿块，较前稍缩小，伴右输尿管壁稍增厚强化，右肾轻度积水，右肾静脉及下腔静脉受压变窄，下腔静脉强化稍欠均，结构较前基本相似。MRCP 示，肝内外胆管及主胰管稍扩张，胆总管局部显示欠清。②肝右后叶下段包膜区小结节，胆管引流术后改变，余肝内多个微小囊肿，均较前基本相似。③腹主动脉周围软组织增厚融合影，考虑肿大转移淋巴结，较前稍增大，右腰部强化小结节影，较前变化不明显，④直肠中下段壁稍增厚。请结合临床随诊，⑤原盆腔少量积液现已吸收。⑥ L_2 椎体、右侧髋臼、双侧股骨头多个强化结节影，较前相似，多系骨转移。⑦扫及右侧胸腔大量积液，较前增多，右侧心膈角区多个小淋巴结。胸部 CT 示（图 6-4）：①左肺下叶后基底段小结节及斑片条索影，部分较前明显。②纵隔内数个小及稍大淋巴结显示，同前相似。③右侧胸腔大量积液，较前增多，伴右肺大部分肺组织受压实变不张，较前范围增大，余右肺斑片条索影较前增多，原右肺上叶后基底段结节，较前显示不清。④扫及右肾周围，右腰大肌、右侧膈肌走行区及肝门区不规则条片状增厚影，另右肾上腺区多发囊性结节及肿块，胆管引流区术后改变。

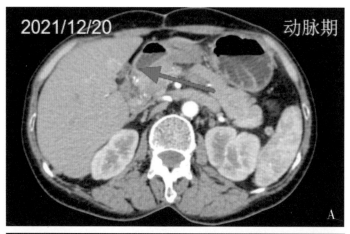

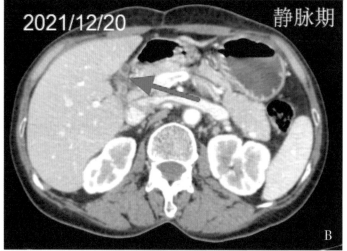

图6-4　2021年12月20日复查CT资料

第七章　大肠癌预防和随访

第一节　大肠癌的预防

大肠癌严重威胁人类生命健康，且近年来发病率和死亡率逐年升高，因此积极预防大肠癌在全球范围内具有重要意义。

一、一级预防

大肠癌一级预防指减少或消除大肠癌的致病因素，抑制正常细胞的癌变过程，主要包括以下几个方面。

1.饮食方面

大肠癌有一定遗传倾向，但大多数散在大肠癌病例与环境因素有一定关联，尤其是与饮食因素密切相关，对饮食进行干预可降低大肠癌发病率。

（1）能量摄入：较多研究表明，总能量摄入过高可能增加大肠癌的发生风险。无论摄入的能量是脂肪、蛋白质还是碳水化合物，建议控制总能量摄入在正常人体需要量范围。

（2）纤维素：增加纤维素的摄入能增加粪便量，稀释结肠内的致癌物浓度，如胆汁酸盐，降低大肠癌的发生率。

（3）维生素：研究指出，补充维生素 A、维生素 C、维生素 E 能使腺瘤患者结肠上皮的过度增生转化为正常。但目前并没有充分的证据支持用抗氧化维生素预防大肠癌。建议日常生活中适量补充，对预防大肠癌仍有积极意义。

（4）膳食中的洋葱、大蒜、韭菜等中含有的硫醚，柑橘类含有的萜类，草莓、葡萄等中含有的植物酚，都是被认为能够抑制突变，有一定抗癌作用。

2. 生活习惯

（1）肥胖，尤其是腹型肥胖是大肠癌发生的独立危险因素。体力活动、运动可以促进结肠蠕动，有利于粪便排出，有助于预防大肠癌的发生。因此建议日常生活中适量进行体力活动或运动，尤其是肥胖者。

（2）吸烟已被证实大肠腺瘤的独立危险因素，但吸烟与大肠癌的关系并未完全肯定。目前有研究认为吸烟会使大肠癌相关基因发生变异，因此建议日常生活中还是控制吸烟量或不吸烟，尤其是不吸二手烟。

（3）酒精的摄入与大肠癌的发生有一定关系，但目前并没有充分的证据支撑。因此建议日常生活中减少酒精摄入量，有利于预防大肠癌。

3. 药物

较多流行病学调查显示，长期服用非甾体类抗炎药物者，大肠癌发病率较低，但统计学意义不足，有待进一步研究。

4. 防治肠道疾病

积极预防和治疗肠道疾病，如慢性肠炎、各类息肉性病变、慢性痢疾以及血吸虫病等对预防大肠癌具有重要作用。对肠道息肉也应及早处理，其中以结直肠腺瘤为真性肿瘤性息肉，属癌前病变，更应及时进行摘除手术并行病理检查。

5. 高危人群预防

对存在大肠癌发生高危因素对人群，要定期体检，警惕大肠癌早期信号和症状，如大便习惯改变、腹泻、便秘交替、便血等。如年龄大于40岁的男性、家族性结肠息肉病患者、溃疡性结肠炎患者、慢性血吸虫病患者、有大肠癌家族史患者等。

二、二级预防

大肠癌的二级预防，即早期发现、早期诊断、早期治疗以防止或减少肿瘤导致的死亡。大肠癌的发生、发展是一个相对漫长的过程，从癌前病变到浸润性癌估计得经过 10 ～ 15 年时间。因此对高危人群展开普查或重点筛查是二级预防的重要手段。

第二节　大肠癌的随访

随着医学技术的进展，大肠癌的手术根治率逐渐提高，患者总体生存率有了很大改善。但仍有 30% ～ 40% 的大肠癌患者经根治术后复发或发展为转移性大肠癌，甚至因大肠癌复发或者转移而死亡。采取有效的措施防止或及时发现大肠癌的复发或转移，才能有效延长患者生存期。因此建立规范的大肠癌随访制度是十分必要的。大肠癌随访的主要目的是早期发现大肠癌根治术患者的复发或转移情况，并再次通过手术提高患者治愈率，提高生存期。随访的次要目的是解决根治术并发症问题、对患者展开心理治疗并积累临床科研资料。目前临床关于大肠癌术后的随访时间、强度以及检查方式尚无统一的意见，仅根据大肠癌术后的复发或转移规律给出了一些建议，具体如下。

（1）术后 2 年内每 3 ～ 6 个月对患者进行一次随访，直至术后 5 年。

（2）对于 T_2 及以上的患者，术后 2 年内每 3 ～ 6 个月随访癌胚抗原（CEA）水平，直至 5 年。

（3）对高复发风险患者（如有淋巴、脉管浸润或分化差的肿瘤），每年进行一次胸部、腹部、盆腔 CT 检查，随访 3～5 年。

（4）1 年内复查结肠镜，如术前未进行结肠镜检查，则术后 3～6 个月予以结肠镜检查，如果发现高危腺瘤，则 1 年后再次复查结肠镜，如未发现高危腺瘤，则 3 年内复查结肠镜，以后 5 年复查一次。

常规随访措施如下。

1.病史采集和体格检查

大肠癌的复发和转移常伴有临床症状，因此对术后患者进行定期的病史采集和详细的体格检查是有价值的。症状体征是最敏感的指标，若有症状则复发的确诊率最高。体征的敏感性不如症状，因为体检发现阳性体征的患者通常已有症状和实验室指标的异常。一般认为已有症状并能被体检证实的临床复发和转移通常可能是无法治愈的晚期疾病。出现局部复发可表现为腹部或盆骶部疼痛；出现不完全梗阻可表现为便秘、腹泻交替、大便性状改变等。患者不能认识到的细微大便习惯改变，需要由医生在随访中详细询问大便习惯和性状，以排除局部复发可能。在体格检查时应注意腹部区域和锁骨上方的淋巴结的触诊，若出现淋巴结肿大且活检为阳性，则预示不良结果。腹部体检主要明确有无包块、肝是否肿大。直肠指检对发现直肠壁、外复发及盆底大肠癌复发转移具有重要价值，且操作简单易行。

2.粪便隐血试验

粪便隐血试验方便且经济，但对观察局部复发的价值较小，因为多数复发病灶并不破坏肠黏膜。大肠癌复发患者粪便隐血试验阳性率为 10% 左右。

3.肝功能检查联合肿瘤标志物

肝是大肠癌转移的最常见部位。肝功能的检查在大肠癌肝转移中以血清 ALP 的敏感性最高，血清 ALP 联合血清 CEA（≥ 10 ng/ml）监测可明显提高监测敏感性。血清 ALP 和血清 CEA 可作为常规筛查指标，若提示升高则进一步完善影像学检查。

4.CEA

CEA 可以在人体上皮组织、内胚层的来源组织中表达，但在大肠癌中表达明显升高。临床观察发现，术前血清 CEA 水平升高的大肠癌患者行根治术或切除大部分肿瘤组织后血清 CEA 水平明显下降，一般在 2 个月内可恢复至正常。若大肠癌发生复发或转移，则在临床症状、体征或影像学发现病灶前 2 ～ 3 个月出现血清 CEA 水平的升高。因此术后定期随访血清 CEA，对及时发现大肠癌的复发或转移具有一定价值。

5. 结肠镜检查

与钡餐灌肠相比，结肠镜检查对无症状患者具有更高的敏感性和治疗作用。结肠镜可确认原发肿瘤灶是否局部复发，及时发现异时性结直肠新生物，但由于较多大肠癌的复发并非起始于肠腔内，因此发现局部复发病灶的敏感性总体并不高。

6. 胸部影像学检查

大肠癌好转移治至肺部，因此 X 线检查以及胸部 CT 能及时发现和明确诊断大肠癌肺转移。大肠癌根治术患者出现孤立性肺转移灶，再次切除病灶后患者的 5 年生存率在 15% ～ 35%。

7. 腹盆腔影像学检查

腹盆腔超声、CT 以及 MRI 对发现肠壁内、外，肝，盆腔，腹膜后淋巴结等的局部复发或转移灶较为敏感，均是随访大肠癌根治术患者复发、转移的重要影像学手段，明确病灶的大小以及病灶与邻近组织的关系以 MRI 为优。

参考文献

[1] 王智杰,柏愚.《中国结直肠癌癌前病变和癌前状态处理策略专家共识》解读[J].中华消化内镜杂志,2022,39(1):35–38.

[2] 张北平,魏玮,李爱民,等.结直肠腺瘤及早期结直肠癌中西医结合诊治专家共识(2021)[J].中医杂志,2022,63(10):989–997.

[3] BALLESTER V, RASHTAK S, BOARDMAN L. Clinical and molecular features of young–onset colorectal cancer[J]. World J Gastroenterol, 2016,22(5):1736–1744.

[4] ATHAUDA A, SEGELOV E, ALI Z, et al. Integrative molecular analysis of colorectal cancer and gastric cancer: What have we learnt?[J]. Cancer Treat Rev, 2019,73:31–40.

[5] FRIGERIO S, LARTEY D A, D'HAENS G R, et al. The Role of the Immune System in IBD–Associated Colorectal Cancer: From Pro to Anti–Tumorigenic Mechanisms[J]. Int J Mol Sci, 2021,22(23):12739.

[6] 中华人民共和国国家卫生健康委员会医政医管局,中华医学会肿瘤学分会. 中国结直肠癌诊疗规范(2020年版)[J]. 中国实用外科杂志,2020,40(6):601–625.

[7] 曹旸,李安州,许迎喜,等. 2016—2018年郑州市城市人群结直肠癌筛查流行病学分析[J].中华肿瘤防治杂志,2021,28(23):1780–1784.

[8] EBRAHIMZADEH S, AHANGARI H, SOLEIMANIAN A, et al. Colorectal cancer treatment using bacteria: focus on molecular mechanisms[J]. BMC Microbiol, 2021,21(1):218.

[9] MÜLLER M F, IBRAHIM A E, ARENDS M J. Molecular pathological classification of colorectal cancer[J]. Virchows Arch, 2016,469(2):125–134.

[10] 王锡山.从中美结直肠癌流行病学特征看结直肠癌早诊早治的重要性[J].中华结

直肠疾病电子杂志,2021,10(1):26–33.

[11] PIAWAH S, VENOOK A P. Targeted therapy for colorectal cancer metastases: A review of current methods of molecularly targeted therapy and the use of tumor biomarkers in the treatment of metastatic colorectal cancer[J]. Cancer, 2019,125(23):4139–4147.

[12] 中国临床肿瘤学会(CSCO)结直肠癌专家委员会.结直肠癌分子标志物临床检测中国专家共识[J].中华胃肠外科杂志,2021,24(3):191–197.

[13] KISHORE C, BHADRA P. Current advancements and future perspectives of immunotherapy in colorectal cancer research[J]. Eur J Pharmacol, 2021,893:173819.

[14] LA VECCHIA S, SEBASTIÁN C. Metabolic pathways regulating colorectal cancer initiation and progression. Semin Cell Dev Biol. 2020,98:63–70.

[15] MIZUNO R, KAWADA K, SAKAI Y. Prostaglandin E2/EP Signaling in the Tumor Microenvironment of Colorectal Cancer[J]. Int J Mol Sci, 2019 ,20(24):6254.

[16] 郭金萍,朱琳,苏银霞,等.结直肠癌危险因素及临床流行病学特征研究[J].实用癌症杂志,2015,30(4):544–546.

[17] TERNES D, KARTA J, TSENKOVA M, et al. Microbiome in Colorectal Cancer: How to Get from Meta–omics to Mechanism? [J]. Trends Microbiol, 2020,28(5):401–423.

[18] ALWERS E, JIA M, KLOOR M, et al. Associations Between Molecular Classifications of Colorectal Cancer and Patient Survival: A Systematic Review[J]. Clin Gastroenterol Hepatol, 2019 ,17(3):402–410.

[19] WEIDLE U H, BIRZELE F, K RÜGER A. Molecular targets and pathways involved in liver metastasis of colorectal cancer[J]. Clin Exp Metastasis, 2015,32(6):623–635.

[20] 毕晓峰,郭蕾,李文斌,等.结直肠癌KRAS和BRAF基因突变分子病理流行病学研究[J].中华肿瘤防治杂志,2021,28(11):805–810.

[21] HATTHAKARNKUL P, QUINN J A, AMMAR A, et al. Molecular mechanisms of tumour budding and its association with microenvironment in colorectal cancer[J]. Clin Sci(Lond), 2022,136(8):521–535.

[22] KAMIMURA M, SASAKI A, WATANABE S, et al. Chemical and molecular bases

of dome formation in human colorectal cancer cells mediated by sulphur compounds from Cucumis melo var. conomon[J]. FEBS Open Bio, 2020,10(12):2640–2655.

[23] PAN M H, LAI C S, WU J C, et al. Molecular mechanisms for chemoprevention of colorectal cancer by natural dietary compounds[J]. Mol Nutr Food Res, 2011,55(1):32–45.

[24] AZER S A. Overview of molecular pathways in inflammatory bowel disease associated with colorectal cancer development[J]. Eur J Gastroenterol Hepatol, 2013, 25(3):271–81.

[25] MANDAL P. Molecular mechanistic pathway of colorectal carcinogenesis associated with intestinal microbiota[J]. Anaerobe, 2018,49:63–70.

[26] 赵得堡,屈中玉,孙星,刘越.肿瘤标志物CEA、CA19-9、CA125和粪便隐血试验单项及联合检测诊断结直肠癌的价值分析[J].中国肛肠病杂志,2022,42(8):6-10.

[27] 胡淼,李灵常,霍介格.结直肠癌的中西医结合治疗现状与不足[J].中国肿瘤外科杂志,2021,13(2):117-121.

[28] 林洪生.恶性肿瘤中医诊疗指南[M].北京:人民卫生出版社,2014.

[29] 陈弦,李杰.中医综合治疗干预Ⅲ～Ⅳ期结直肠癌的临床研究[J].中国中医基础医学杂志,2017,23(3):371-374,383.

[30] 赫兰晔.结直肠癌围手术期中西医结合快速康复优化方案应用研究[D].北京:中国中医科学院,2021.

[31] 王辉,郭勇.大肠癌的中西医结合"四阶段"治疗探讨[J].福建中医药,2011,42(5):48-50.

[32] 李彦丽.中西医结合与单纯西医治疗结直肠癌的疗效观察[J].实用中西医结合临床,2017,17(12):134-135.

[33] CONNELL LC, MOTA J M, BRAGHIROLI M I, et al. The Rising Incidence of Younger Patients With Colorectal Cancer: Questions About Screening, Biology, and Treatment[J]. Curr Treat Options Oncol, 2017,18(4):23.

[34] SIDERIS M, PAPAGRIGORIADIS S. Molecular biomarkers and classification models in the evaluation of the prognosis of colorectal cancer[J]. Anticancer Res,

2014,34(5):2061–2068.

[35] RUDMIK L R, MAGLIOCCO A M. Molecular mechanisms of hepatic metastasis in colorectal cancer[J]. J Surg Oncol, 2005,92(4):347–59.

[36] 余坤,黎治平.晚期结直肠癌中西医结合治疗研究进展[J].实用中西医结合临床,2016,16(6):91–94.

[37] 张晨晨,薛宇,陈丹妮,等.结直肠癌化疗及靶向治疗的研究进展[J].实用药物与临床,2022,25(5):453–458.

[38] 李淳一,黄新恩,王平.结直肠癌相关分子靶点及靶向治疗研究进展[J].山东医药,2021,61(17):108–112.

[39] ROELANDS J, KUPPEN P J K, VERMEULEN L, et al. Immunogenomic Classification of Colorectal Cancer and Therapeutic Implications[J]. Int J Mol Sci, 2017,18(10):2229.

[40] AMIRKHAH R, FARAZMAND A, IRFAN–MAQSOOD M, et al. The role of microRNAs in the resistance to colorectal cancer treatments[J]. Cell Mol Biol(Noisy-le–grand), 2015,61(6):17–23.

[41] 王建国,蔡鹏,龙志雄,等.两种化疗方案治疗结直肠癌术后放疗后复发患者的临床观察[J].中国肿瘤临床与康复,2007,2:147–149.

[42] 米迷,翁姗姗,陆德珉,等.2021年晚期结直肠癌治疗研究进展[J].实用肿瘤杂志,2022,37(1):23–28.

[43] MIRON N, SUSMAN S, BALACESCU O, et al. Novel cellular and molecular approaches to stratification and treatment of colorectal cancer[J]. J Gastrointestin Liver Dis, 2012,21(4):413–421.

[44] AHMED F E. Colorectal cancer epigenetics: the role of environmental factors and the search for molecular biomarkers[J]. J Environ Sci Health C Environ Carcinog Ecotoxicol Rev, 2007,25(2):101–154.

[45] 范茹英.结直肠癌患者术后营养状况调查及放化疗耐受性的影响因素分析[J].中国肛肠病杂志,2021,41(11):24–26.

[46] HARRISON S, BENZIGER H. The molecular biology of colorectal carcinoma and its

implications: a review[J]. Surgeon, 2011,9(4):200–210.

[47] DIJKSTRA E A, HOSPERS G A P, KRANENBARG E M, et al. Quality of life and late toxicity after short–course radiotherapy followed by chemotherapy or chemoradiotherapy for locally advanced rectal cancer – The RAPIDO trial[J]. Radiother Oncol, 2022,171:69–76.

[48] AVILA S, CHANG G J, DASARI N A, et al. Pathologic Response and Postoperative Complications After Short–course Radiation Therapy and Chemotherapy for Patients With Rectal Adenocarcinoma[J]. Clin Colorectal Cancer, 2020,19(2):116–122.

中西医结合大肠癌临床诊治精要